【新装版】

ひとすじの愛が救います

愛は「医療」の原動力

Nakahara Noriko
中原儀子
藤波襄二〔監修〕

ロング新書

まえがき

心に残る素晴らしい愛の結晶があります。けれどもその中に力尽きて、あるいは淋しくてこの世を去られた方々があります。

めぐり会えたその時からの出発が、顧みると私自身の愛が、いつも問われたにすぎないのです。

愛が光となって、光が愛となって、悲しみや淋しさがそのまま身体にうつる病を消すことができるでしょうか。

人は輝けるのに、今、二一世紀のストレス社会の中で、なぜか幸福の光は遠くに感じられます。

この地上に愛と救いの光があることをこの本に託し、一条の光と共に捧げたいと思います。

中原儀子

第1章　いま癒しから救いへ

第2章 治癒力を高める心の力

第3章

人は寂しさには勝てません

第4章 心を喜ばせることは免疫力を上げること

第5章　教育を通して愛を伝えてください

第6章 心は言葉で動きます

第7章 幸せに生きるために

終章

愛は全てを可能にする

第1章

いま癒しから救いへ

愛こそが治療を可能にする

今、医学界では、治療そのものが患者本人の本当の救いになっているのかどうかということを考え始めており、そこで医学は立ち止まっていると聞いております。

現実にガンも増えてきて、精神的な疾患も多い今、たとえばガンの手術に成功しても、その後ずっと健康でいられるという保証はどこにもありません。

医者は「術後、ほぼ五年間の様子を見た上で、再発しなければ大丈夫」というように必ず言います。そうなると、手術が終わっても、自分が一生健康でいられるのか、あるいはどこかでもう一度悲しみに遭うのかは、誰にもわからないことですから不安がつのります。

いくら手術で悪いところを取っても、心配が残ればストレスになる。ストレスが積もれば、血液が濁って免疫力が下がる。免疫力が下がれば病気になりやすい。つまり再発してしまうのです。

最近は、医学の世界でも「心が救われる」ということに着目するようになりました。心が明るくなって気持ちが安定すれば、免疫力が上がるし病気にも負けない。「癒し」から「救い」へと考え方が変わり始めてきたのです。

先日、素晴らしい本を読みました。

それは、バーニー・シーゲルという方の書いたもので『奇蹟的治癒とはなにか』というものでした。私が忙しいため、「ここだけでも読んでおくように」と主人が栞をはさんでくれたページには、免疫機能を最上の状態にする要点として「愛こそが治療を可能にする」ということが書かれてあったのです。

私はとても共感いたしました。と申しますのも、この言葉を、生きた実例として私に見せてくださった方々がいらっしゃったからです。

余命三カ月で結婚・新妻の愛が奇蹟を

二年ほど前に脳のガンが見つかり、がんセンターで「余命三カ月」と告知された方がおられました。私はその方を紹介され、末期ガンということで、ケアさせていただくことになったのです。

最初にお会いしたのは手術が終わった後で、副作用がとてもひどく、「医師にあと三カ月と言われています」とおっしゃいましたが、私は「さあ、しっかり出発いたしましょう」と申し上げました。

そしてご一緒に歩み始めたのですが、ある時、自分には郷里にずっと自分を待ってくれている婚約者がいるのだということを話してくださいました。自分がこういう状態になったので、先のことはどうしたらいいか……と思案し、不幸にしたら可哀そうだと、涙しておられました。「短命とわかっているのに結婚しても……」と。

けれど周囲や家族、そして何よりも婚約者の意を受けて、二人は結婚することになったのです。

新婚旅行はどうしたらいいかと聞かれます。こんな体だから急に倒れることもあるかもしれない。まして脳のガンですから、何かあれば危険が大きいのではないか、と心配されたのです。

でも、私は婚約者の心を思い、「ぜひ行ってらっしゃい」と言って送り出しました。この方はガンなのですから、免疫力を上げることが必要なのです。ということは、旅行を楽しみ、たくさんの喜びを経験することです。実際に、二人は無事に新婚旅行を終えました。

そして二年が経ちました。とても幸せに過ごしていたのですが、その後、少し体調を崩して入院治療を受けていると聞いて、私もお二人の郷里である新潟の病院まで行きました。

そこで、一生懸命お世話をしている新妻の姿を目のあたりにして、本当に心を打たれました。感謝でした。ご主人の死期が近いとわかっているのに結婚し、また闘病生活を支えていらっしゃるのですから。

私はこの奥さんからお電話をいただく度に、「あなたのお陰でご主人の命は続いているのよ。ご主人は心が救われているの。だから医学の常識を破ることもできたし、あなたの愛で、ここまで生きていられるんですよ」と言って、感謝してまいりました。最初は余命三カ月と言われたのです。その方が、結婚できて新婚旅行にも行かれて、新たな生活を始めることもできて、本当の救いです。

一番身近にいる人の愛によって本当に免疫力が高くなり、病気の身体を変えることができたのです。

でも、奥さんが私に電話をくださる時というのは決まって心細くなった時ですから、か細い声で「むくんでいるんです」とか「黄疸が出ているんです」ということから始まることが多いのです。

いつも私は、そんなお電話に対して「そうね。そうなのね」と言って聞いているだけ。そして、「あなたには明るくしていていただきたいの。結婚した時から命が短いことはわかっていましたね。一日一日を明るく過ごしてくださることが、ご主人にとっての救いなのですから」と、毎回話します。そうすると、だんだん明るい声になってくれます。

この、奥さんの明るい声がご主人を変えたのです。たった三カ月という余命から何年。まさに、お二人の愛こそが延命を可能にすることの、生きた実例です。

私はボランティアをさせていただいて、本当に感謝しています。私には何の肩書きもない、ただの主婦ですけれども、まわりに西洋医学や代替医療[注①]の先生方がご一緒してくださいますから、「愛」を説くことができるのです。

愛こそが治療を可能にするということ、本当にその方を思い、幸せになってもらいたいと思えば、必ず心は伝わり血液を動かせないはずはありません。

注①〔代替医療〕
現在行われている西洋医学による医療以外の医療。補完医療ともいう。
漢方や鍼、灸などの東洋医学や、カイロプラクティック、アロマテラピー、気功、ヨガなどが含まれる。

西洋医学による医療は、いわゆる対処療法が治療の中心になっているが、代替医療は、心身のバランスをととのえ、免疫力を強化するという、人間の自然治癒力を高めることがその大きな目的となっている。

難病の子供を救う両親の愛

大きな病院に入院している一四歳の女の子、この子がガンだということで、ご両親から相談を受けました。

半年ほど前に「胃が痛い」というので近くの病院に連れて行ったところ、もっと大きな病院に行った方がいいと言われて転院し、すぐに胃を全部摘出したそうです。そして手術後の検査で、今度は腸に無数のガンが見つかりました。さらに、ガンのできた場所というのが悪くて、なかなか治療が届きにくいと言われたそうです。

相談を受けた段階では、一滴の水も飲めず、排尿排便もできないので管を通して処理している状態でした。ベッドに寝ているだけで、話もできません。ご両親はお話をしながら大変お泣きになりますが、私はただ黙って伺っておりました。

そのうちにお父様が「あまりに娘が可哀そうで」と、これまでの成長について話し始められました。

このお子さんは生後六カ月の時に、ターナー症候群[注②]と診断されたそうです。そこですぐに治療を始めたのですが、この病気の特徴として背が伸びないのですね。それで、学校へ上がってからは、いじめにも遭ったようです。

ご両親は「一人っ子じゃ可哀そうだから」と、もう一人子供を産んだのです。「二番目も女の子ですくすく伸びて長女をすぐに追い抜きました。そうするうちに長女にガンが見つかり、術後にまた新しいガンが……」と、話されるお父様は嗚咽されました。

私はそのお話をじっと聞いておりました。「お父様、お母様、泣かないでください。お嬢さんを変えてあげましょう」と申し上げました。

そうしましたら、お二人ともとても驚かれて、「ただここに紹介されて来て、こうして初めてお会いしているだけなのに。私たちはこんなに泣いて、もう駄目だと言っているのにどうしてですか。この病気、そして恐怖、それを考えると立ち上がれない。もう、どん底なのです」と言われます。

そこで私は「これから病院の方に行かれますよね？」と尋ねましたら、お二人とも「行きます」とおっしゃる。

「では、お父様、お嬢さんに『大丈夫だよ』と言ってあげてください」と申し上げました。

なぜかと言えば、今この病気と勝負しなくてはいけないからです。

ターナー症候群のためのいじめ、一四年間ずっと耐えてきた悲しみ、寂しい心に愛の癒しを。そして、「もしかしたら救われる」という一条の光を、今注がなければ。演技でもいい。親の言葉、まなざしを信じる子供の心にふっと喜びをあげたい。

それは必ずや血液を動かし、免疫力を上げることができるでしょうから。

注②〔ターナー症候群〕

女子に起こる先天性異常。性染色体の異常によって起こるもので、低身長や軽い知能障害、また性的な発育が悪いための無月経などが特徴としてあげられる。

「大丈夫、よくなるよ」の言葉が奇蹟を起こした

このご家族はもう、お嬢さんは死ぬと思い込んでいます。そしてそれを、本人も感じている。ご両親は「娘が可哀そうだから、告知はしないでください」と言うけれど、もう気づいているはずです。自分は何も食べることができないし、排尿も排便もできない。それで周りが泣いていれば感じ取れます。

そこでお母様にもお願いしました。「退院できると言ってあげてください」と。

そうしてその日はお別れしたのです。

その後、スタッフに病院へ行ってもらい、経過について電話で報告を受けました。

「先生、今日病院に行きましたら、教えていただいたベッドに頬がピンク色の女の子がいて、テレビを見ていました」と言うのです。スタッフは、聞いていたのとあまり

にも容体が違うので、本人に名前を確かめたそうです。

するとそこにご両親がおいでになって、おっしゃったのです。

「娘に『大丈夫、よくなるよ。退院できるかもしれない』と言ったのです」と。

そうしたら翌日の午前中には、一滴も飲めなかった水が一〇〇ccも飲めて、さらに次の日には排尿も排便も自分の力でできるようになったそうです。

私も、このご両親も医者ではありません。でも、女の子の心に焦点を合わせたことで、みるみる変わってもらえました。

初めてご両親にお会いしてから二週間後、私も病院に行くことができました。

ちょうど病室にいらした看護婦さんが、「何だかほっぺがピンクすぎるんじゃないかしら?」と言いましたら、お嬢さんは元気に答えて、はっきりとこう言いました。

「今は起きたばっかりだからピンク色なの。私は病気だと思っていない。スタッフの人から聞いたので怖くないの」と。

私は手を握って「そうね。熱もないものね」と言ったら、「うん」と嬉しそうに頷いてくれます。そして、今日は何を食べてもいいのだと。本当に元気になっていたのです。

その夜、ご両親から喜びのお電話をいただきました。

ご両親は主治医の先生からお話を聞いていらっしゃったのですが、先生は「最初にお嬢さんが来た時はもう駄目だと思った。実は肝臓にもガンがあったのですが、いつのまにか消えていたのです」とのことでした。ご両親は、代替医療でもケアしていることを話されたそうです。もう、本当に明るい声で。

私は「親の愛の勝利」とお応えし、あんなに泣いておられたご両親の努力に心から感謝申し上げました。

人間の細胞はいくらでも活性化する

今、少子化が進んで、子供の数が大変少なくなってきていますが、本当に健康という子供もまた少なくなっております。

子供の数が少ないと、お父様お母様も一人か二人の子供に集中して、もう神経もピリピリしてしまう。「ちょっと怪我した、何か痛い」というだけで大騒ぎをします。

私は「放っておきなさい」と言いたいのです。親が騒ぐことで、子供は「大変であること」を必要以上に認識してしまいます。

中には、子供の具合の悪いことがストレスになっている親もあります。そんな時には、まずお母様のケアから始めることにしております。

「お母様ね、すぐに治りますから大丈夫です。お母様がそばで暗い顔をしないでください。そうでないと、子供が母親の顔を見て『何か自分は大変なことになっているんじゃないか』って、不安になりますよ。それで子供の心が弱くなってしまうでしょう。それこそが問題なのです」と。

人間の細胞というのは、いくらでも活性化するのです。特に子供は細胞の成長も活発ですから。

でも、その活性化を止めてしまうのが、実はストレスなのです。何か心配だ、ちょっと痛い、ということが重なってストレスになり、さらには病気を引き起こします。

子供は医者の顔なんか見ていません。医者の目も見ていない。見ているのは、ご両親の目です。不安になって見た時の、ご両親の目が明るくて「大丈夫」と言ってもらえれば、子供はそれを信じます。

子供たちを病気にしないためにも、ご両親が自分の身体をきちんとコントロールして免疫力を高め、その良い波動を子供たちに与えながら、免疫力も高めてあげてください。

子供の具合が悪い時に、心配して泣いてあげることが愛情ではありません。本当に子供を救う愛情とは、子供の心を悲しませないことなのですから。

ほんとうの健康とは

近年、ＷＨＯ[注③]（世界保健機関）でも、健康についての定義の中にメンタル、フィジカルと共にスピリチュアリティ（霊性）という要素が加わります。これは全人的な視野に立つという考え方の現れです。

本当に、その人間を見ていく時の捉え方が、とても総体的になってきたと言えるでしょう。健康の定義というものが、変わってきたのです。

たとえばガンが見つかったとします。その時に、ガンのできた場所だけを治療することが大切なのでしょうか？　そこだけを治療したら、本当の健康を手に入れられるのでしょうか？

病気と治療、あるいは治癒。それは、その人間の部分の話ではないのです。たとえば植物ならば、枝をパチンと折られても、生えていた土から抜かれても、自分の中から傷を治そうとする力が働いて、生命体としての強さだけで再生できます。でも人間は、そうはいきません。人間が高等動物と言われるのは、それだけ複雑な働きが作用しあって生きているからなのです。だからこそ、生命体としての働きだけではとうてい再生はできない。切られたからといって、足なんか生えてこないのですから。

診断をして、確かにガンだということがわかった場合、医者は病名を告げるでしょう。けれど、その後に「だから、治すためにはこうしましょう、ああしましょう」と言えば、そこで患者さんには一条の光が与えられます。そうすると、治癒の可能性はぐんと高まるのです。

人を健康にする方法は、目に見える物理的なものだけではないのです。

[注④]ホリスティック医学では、人間を肉体的な側面からだけではなく、精神的、心理的な面からも捉え、全体的な健康観をもってのぞむことが必要だと考えられています。その中では、自然治癒力を癒しの原点に置き、西洋医学の利点を生かしながら様々な治療法を総合的に組み合わせて健康を取り戻していこうという視点があります。「代替医療」も、こうした治療に取り入れていこうというようになっています。

注③〔ＷＨＯ〕
World Health Organization　国連の専門機関の一つで、保健衛生向上のための国際協力を目的とするもの。伝染病や各国の衛生状況などの情報交換も行われる。

近年、「伝統医療・代替医療は、世界の六〇％以上の人口に対して、基本的保健医療として供給されている」という報告を打ち出し、各地域に根付いた代替医療への再評価を行っている。それにより、人間の持つバックボーンすなわち、地理・生活環境、身体機能など物理的なものから、文化・精神的環境など心理的なもの、宗教・思想など霊性までを含めた、調和のある健康を目指している。

注④〔ホリスティック医学〕

「ホリスティック」というのは、〝全体的な〟、〝包括的な〟という意味。「ホリスティック医学」とは人間を体の各部分ごとにみたり、部分の集合体としてみるのではなくて、人間全体を一つとして眺めていこうとする。たとえばどこかに症状が現れた場合、その患者の人間関係や食事など、日常の生活習慣や、あるいは生き方、価値観といったものまで含めて目を向ける必要がある、という考えの上に立った医学のこと。
日本では一九八七年にホリスティック医学協会が設立され、この新しい医療のあり方についての啓蒙活動を行っている。

西洋医学と代替医療が手を組んでいくとき

代替医療の分野で、私が関与しているのは微細エネルギーと呼ばれるものです。これは、一般に「気」とか「気功」などという形で認識されています。

日本では、西洋医学が入る前というのは「鍼」「灸」などという治療法が一般的でしたね。そういうものは、もちろん今でも使われていますが、西洋医学に対して「足りない部分を補完する」という意味で補完医療という言い方もいたします。

代替医療・補完医療は西洋医学と組んで、より良い医療を目指そうというものです。たとえば、西洋医学の治療法として注射を打つ。効果はてきめんです。ところが、血液中に入る薬には治療効果だけではなく、人体にとっては異物であるというデメリットの部分もあるのです。そういった時に、体への影響を和らげていくことも必要でしょう。

西洋医学と代替医療・補完医療、お互いが否定するのではなく、共に手を組んで、必要な時に必要な方法を行っていくこと、専門家がきちんとそれぞれのデメリットを伝えて、それを補うものとして共に活用していくことが大切です。

ガンの患者さんがいたとして、その方の患部だけが治療の対象ではないのです。その方の置かれている環境、あるいは精神的な部分、さらには霊性と呼ばれるスピリチュアルな部分も含めて、トータルで捉えていかなければ的確な治療は望めません。そうでなければ、本当の意味での健康にはなれないのです。

多くの方が健康になれないのはなぜでしょう？　なぜ泣いているのでしょう？　なぜ立ち上がれないのでしょう？

理由は、体が悪いという事実だけではないはずです。何か心に悲しいことがあって、どうしても心が晴れない。そこまでを含めて考えなければ、本当の意味でのケアとは言えないのではないでしょうか。

その方が心から笑えるように、そのために西洋医学と代替医療・補完医療が手を組まなければいけないのだと思います。

そして、みんなで「大丈夫だから」と言ってあげられる。ここまでして初めてケアしていると言えるのです。

体と心を共に癒すことの大切さ、それをよく知っておいていただきたいと思います。

第2章

治癒力を高める心の力

心の働きは身体の働きに直接影響を与える

ＷＨＯが健康の定義の中に、霊性（スピリチュアリティ）という項目を加えることはお話いたしましたが、この言葉は宗教用語なのではないかと言われて、なかなか世間に通らなかったのです。どうしても、目に見えないものというのは定義づけが難しいのでしょう。

しかし、二一世紀を迎えて、医学の世界も大きく変わってきました。

お医者様たちが、メンタルケアをできなければ治癒力も高められないし、病気は治らないということを今、明確に言葉にしておられます。

つまり、メンタルにやっと焦点が合ってきたわけです。

これまで実際にメスを握って、あるいは薬を出してこられた方たちが、「患者さんは真の健康になっているのだろうか？」と自ら問われ始めたのです。これは大きな変化です。

人間の神経は細やかです。だからこそ、心の動きは身体の働きにも直接の影響を与えます。

実は、気温が一度違うだけでも、臓器は影響を受けます。その中でも腎臓などは特に受けやすいのです。その上に何か「えっ！」とびっくりするようなことや悲しいことがあったとしたら、それでもう免疫力が低下してしまいます。何気ないことでも、体に影響を及ぼすのです。

私は寒い朝でも、「よしっ、今日も一日頑張ろう！」と気を引き締めて、にっこり笑って家を出ます。そうすると、空気が冷たいなと思っても、すぐに暖めようとするエネルギーが動き出すのを感じます。そして、さらに精神が高まり、心が動き出すのです。

不安から引っぱり上げてくれた力

よく不安神経症の方から相談を受けますが、その方たちは「とても怖い」とおっしゃいます。神経が萎えているのです。もし発作が起きたらどうしよう、二度とあんなふうにはなりたくないと、常に不安を抱え、常に悲しみを抱えて、それでまた神経が参ってしまうのです。

不安神経症にかかると乗り物にも乗れません。ちょっと先まで、が行かれない。先日、電話で相談を受けた方は一三年間、一歩も外に出たことがない、怖くて出られない、ということでした。子供の運動会だというのに「ごめんね、ごめんね。家から出られないの」とあやまり続けるだけです。とにかく家から外に出るのが怖い。

二度目に電話をくださった時、ご主人が「自分がついていくから、中原先生の所に一緒に行こうよ。待っていてくださるんだから」とおっしゃったそうです。でも、「怖くてたまらない。もう長いこと電車にも乗ったことがないし、車なんてもう怖くて駄目なのです」と言うのです。

普通では考えられないかもしれませんが、実は私にも経験があるので、気持ちはわかります。心臓弁膜症の発作の後に、ひどい神経症に陥って、あっちに坂があると思っただけでもう飛び降りたくなるような、そんな状態でした。私も家から出ることができなかったのです。

私の場合は、大学のゼミの先生が手を差し伸べてくださいました。

先生は、どうしても出席しなければいけない会議があるから、君の方から来てもらわなければ困るとおっしゃる。私はいつものように「行かれません」と言うのですが、「待っているから」と、すぐ近くの駅で待っていてくださった。そして目的地に着くまで、私にずっと質問をなさるのです。

私は黙っているわけにもいきませんから、何とか答えようとして一生懸命お話しします。でも、そのことで「怖さ」は忘れることができたのです。乗り物で移動しているということに神経が行かなかったのでしょう。

着いた時に「ちゃんと着いたじゃないか」と言われて初めて、「あ、私のことを心配して、先生は私のためにずっと質問を続けて、演技してくださっていたんだ」とわかったのです。

人一人を引っ張る力があったからこそ、私は乗り物に乗って外へ出ることができました。先生の力が私を変えてくださったのです。だから私は、体験者として実践できるのです。


私は何もできないけれど、「必ず、待っていますから」と言い続けます。そして待っている間は、悩んでいる方に対して「あなたを想っていますから」と言います。そうすると「じゃあ、中原先生の所に向かいます」と言っていただけるのです。電話で相談のあった不安神経症の方も、今ケアをしなかったら一生家から出られないと思いました。ですから私は「お待ちします」と言い続けたのです。

「お天気も良いし、安心して出かけてください。ガードしますから」と。

そうしたら、本当に別人のように元気になって出かけられるようになりました。薬も何も使わず、心からその方の回復を願い、そのことを伝えたのです。私のしたことはそれだけです。

私は、自分自身が神経症で「怖かった」ということを思い出していただけ。でも、今しなければ、という強い思いがありました。それがメンタル・ケアになっていたのでしょう。

私に手を差し伸べてくださった大学の先生も、私も、専門の医者ではありません。ただ、目の前に、どうしていいかわからないという弱い人を見た時に「何とかしてあげたい」という気持ちがあったのです。

「愛」を実践した、これだけなんですね。

先日、とても著名なある医大の先生が「中原さん、私は愛の勉強をしています」とおっしゃいました。そして「愛で、精神のケアで、現代医学を変えていこうと思っています。心にしっかりと焦点を合わせて、心のケアをきちんとできるように」とおっしゃいます。

私は、この言葉に本当に感謝いたしました。

今、医学的な情報は身の回りにいっぱいあふれています。

先ごろも、新聞に「抗ガン剤によって二次ガンの発生する危険がある」という情報がありました。普通はガンといったら「抗ガン剤によって治療する」と思うでしょう。それが新しいガンの原因になると言われたら、どうしたらいいのでしょうか。この「どうしたらいい?」という不安もストレスになります。ストレスからガンができるのに、さらにストレスです。

このストレスを和らげるためには、メンタル・ケアが必要なのです。

患者さんの心を安心させてあげてください

こんなことがありました。

ある大きな病院の先生が劇症肝炎になった時に、看護婦である奥様からの依頼を受けて、代替医療の分野でお手伝いさせていただきました。この劇症肝炎というのは発症から八週間以内に意識障害などの強い症状が出て、七割から八割という高い死亡率を示しているようなたいへん危険な病気です。でも、その先生は助かりました。

先生は、助かってから私におっしゃいました。

「もし、私が病院のトップで皆に指導する立場だったら、ガンの患者さんに『あなたはどうしたいですか？』と言ってあげたい。そして患者さんが『何もしないでこうしていたい』と言われたら、『それがいいよ』と言ってあげたい。『美味しいものを食べて、環境の良いところで楽しく過ごせば良くなるから』と、そう言ってあげたいと思います」と。

私はその言葉がとても嬉しくて、「そう！　そうなんです、先生。先生の病院には代替医療が入っていないからこそ、お願いしたいのです。ガンが怖いのではなくて、そのために受けるストレス、そのために感じる不安こそが血の流れを悪くしてしまいます。だから、患者さんの心を安心させていただきたいのです」と、お伝えしました。

人々は命にだけは手をつけられません。けれども、もし、生きていくことが許されるなら、元気になってもらいたい。だから、皆さんのケアをお引き受けするのです。

私にできることは、愛で心を癒すことだけですが、このメンタル・ケアによってガン細胞に勝つこともできるのですから。

ガンと言われたら死ぬことを想像して泣いてばかりいる。アトピーのひどい赤ちゃんを抱いたお母様は「どうしたらよいの？」と泣いている。こういう方たちに対して、本当に心が明るくなって救われるには、何をしたらいいのでしょうか？

そういう方たちをお助けするために、総合医療のためのCAMUNET[注⑤]が用意されました。私もボランティアで、医者の方たちとご一緒に活動しています。

私自身は医者ではありませんから、医者の方たちが問診をなさる間はそばでずっとやりとりを聞いています。ここでの活動経験から、ガンもアレルギーも、血液の浄化とストレスの緩和が大切だということを実感しているのです。

注⑤〔CAMUNET〕
（Complementary & Alternative Medicine Users Network）代替医療利用者ネットワーク。Complementary は相補的、補完的という意味。また、Alternative は代替するという意味。

一九九七年に「国際代替医療シンポジウム」のイベントを運営した実行委員たち（医学者・医師・宗教家・ジャーナリスト・一般）を母体として、活動を開始。代替医療を具体的に実現するための団体として機能している。

症状の奥にかくれている真実

体に症状が現れると、人は病気になったと判断します。でも、その原因については、医学的なアプローチだけでは及ばない場合が多くあるのです。

この間も、心臓が悪いという方のカウンセリングをいたしました。その方は心臓が突然不調になって、呼吸が苦しくて、救急車を呼ばなければいけないところまでいってしまうとおっしゃいます。

私はじっとお話を聞いていて、ケアをさせていただきました。けれど、どうしてもおかしいのは、確かに症状としては救急車を呼ぶような状態になるのに、実は心臓そのものがさほど弱っているとは思えないのです。

私はしばらく考えて、「失礼ですが、何かとても悩んでいることがおありではないですか?」と申し上げました。

そうすると、その方は突然わぁっと泣かれました。「実は主人のことでとても悩んでいたのです」と。そして、ずっと話してくださいました。

その方にとって、心臓を苦しくさせていたのは何なのか? どうして血流が良くならないのか? 血流を妨げるストレス・悲しみは何なのか? なぜ心が晴れないのか?

私はどんな方の場合も、そこに焦点を合わせてケアをしてまいります。これが出来なければ、何も変わりません。

その方は、ご主人から離婚と言われ断崖絶壁にいること。けれども今まで、簡単に自分の方から「離婚するわ」と言っていたこと。全くその気が無いのに、いつも口先で繰り返していたので、ご主人は完全に受け入れてしまったこと。別れたくないのに、もうどうにもならないご主人の言葉に泣くのでした。

この状況からくる体への影響の大きさ、そしてストレス。

私は「ご主人に詫びて、詫びて、真実ではなかったと、別れることなど思ったこともなく愛していた、と伝えましょう」と申し上げました。

その方は涙を拭いて「やってみます」と帰られました。

話を聞いて「大丈夫ですから」と申し上げたのは、精神的なケアですが、この場合はそれで病気の本当の原因がはっきりしたわけです。

その後、奥様の心臓発作はなくなりました。ご主人の心に詫びたのです。本当に身体というものは不思議なものです。


また、ある時、全然動けないという方のお宅に頼まれて伺ったことがありました。そこには中学一年生のお子さんがいて、寝ていらしたのはお母様でした。

病院にかかって、どんな治療をしても何をしても、微熱が下がらないと言います。顔はロウのように生気がないのですが、ＣＴスキャン（コンピューター断層撮影検査）やＭＲＩ（磁気共鳴映像法）の検査でも何も異常が見つからない。けれど起き上がれないし、食べ物も入らない。

私も考え込んでしまいました。そこで、枕元に一人で行って、「何か、お辛いことがあるのではないですか?」と、小さい声でお聞きしました。そうしたら、少しずつですが、訥々と話してくださって、語り終わった時には、顔色にほんのり赤味が戻ってピンク色になったのです。

私が事情を納得して「こういうことだったのですね」と申し上げましたら、その方は笑ってくれました。今まで、誰にも言えなかったことを、じっと聞かせていただくことの大切さは、長いケア体験の中で最も愛が問われることと実感しています。

後から部屋に入ってこられた方が、そのピンク色の頬を見て「まあ、あなた笑っているじゃないの!」と驚いておられます。心の悲しみ、辛さをどうしてあげたらいいでしょうか? 聞かせていただけてからの出発です。

ご本人には、それまでかかっていた病院ではなく、外来で別の病院に行って精神のケアに重点を置くようにしていただきました。

心を安全に保つセイフティネット

私がカウンセリングをさせていただく時というのはすでに、皆さん病気になって症状が出て、それでおいでになるわけです。

ところが「どうして、そんなふうになられたのですか?」と一つ一つお聞きしていくと、その発端はいろいろな要因のストレスからということが多くて、それが解決できないために免疫力が低下して症状が出ているということがほとんどです。


私はいつも皆さんに「免疫力を高めましょう」と申し上げていますが、実は常に免疫力の高い状態にある人間なんてあり得ないことです。

今はストレス社会と言われて、子供たちは学校で、社会人は仕事先で、あるいは主婦の方たちも家庭で、というように日々の環境の中でどこかでストレスを受けます。

ほとんどがこういう状態の中で、そこから誰が救いあげることができるかと言えば、本当はとても難しいのです。

このストレスというものと、免疫力というのはイコールの関係にあります。非常に密接に作用し合うのです。だからこそ、病気の予防のためにも、心を安全に保つセイフティネットという考え方が大切だと言われています。

医学界でも、ただ投薬や手術だけでなく、症状の一番元にあるスピリチュアリティ、「魂」とか、「心」の救いまでできなければ、本当の意味での治療にならないという認識が広がってきたのです。

セイフティネットという言葉は、元々はストレス社会の渦中にある子供たちの心を救おうというところから出てきたものです。皆様もご存知のように、子供のガンや糖尿病などが増えている今、その原因については社会の状況や環境ということがあって、そのストレスが全部症状となって身体に表れているとわかっております。

夜中に一人で泣かないように

一年以上も前に大きな手術をなさったある方は、いまだに放射線治療を続けて、時々皮膚が焼けるように痛い、と電話で訴えてこられます。特に夜中、そんなふうになってくると、もう眠れないとおっしゃいます。

私は電話を受けながら、その方の血液の状態を考えますが、かといって何か対処の方法を指示するわけではありません。

たとえば「今は表面だけが熱く感じられている状態ですね。さあ、ゆっくり呼吸してみてください。私がケアしていますから、大丈夫です。泣かないでください。さあ、落ち着いてきましたね。もう熱く感じませんね？」というように、だんだん落ち着くようにいたします。

そして、心がだんだんに静まって「もう今は熱くなくなりました」というところまでご一緒します。

そうやって、「大丈夫ですよ」ということを伝えて、心のケアをしているのです。電話の向こうには、夜中の暗い部屋で受話器を握っておられる情景があります。その方は不安な気持ちをいっそうつのらせて、恐怖で免疫力もたいへんに低下している状態です。そうすると、血流が悪くなり、手足も冷たくなって、呼吸がおかしくなるのです。

もう、不安神経症のようになってしまって、「救急車を呼んだほうがよいでしょうか？」ということになります。

昼間の明るい光の中で、人もたくさんいる時は、多少のストレスや心配もまぎれて消化できる部分がありますが、夜中にたった一人になって不安に駆られたら、普通の生活をしている人でも体に変調が起きてきます。

まして、大きな手術をした後で、いつか再発するのではという不安を常に抱えている方ならば、そのストレスは言いようもないはずです。こういった方のケアということを考えますと、心の救いというものの必要性を痛感せずにはいられません。

あなたが笑ってくれたらきっと良くなります

私たちはまた、どんな方に対しても「あなた一人で泣くことはありません」とお伝えしています。

ステロイドを使ったら副作用が出てきた、カルシウムをたくさん投与したら石灰化した、ということになると、医学では決定的な治癒が難しくなります。ところが私たちはそこからが出発点であり、そういう時にこそ効力を発揮する、と思っています。

今、立ち止まって為す術もないと言われている方に、「いいえ、大丈夫です。泣かなくてもいいのですよ」と、「あなたが笑ってくださったら、きっと良くなります」と申し上げます。

私は医者ではないけれど、はっきり言ってしまうことがよくあります。たとえば「手が痛い」という方には「痛いと思う神経を治せればいいじゃないですか」と言うように、です。

実際に、ある心療内科の先生がこのような神経コントロールの方法をとっておられて、簡単に言うと「神経に会話させる」のだそうです。

私も歯痛の時に経験したのですが、痛くてどうしようもない時に「そうだ。この痛いと言っている神経を眠らせてあげればいいのだ」と、思いつきました。それで他の方のことを考えて、エネルギーをそちらに集中しているうちに、痛みの神経は本当に眠ってしまったのです。ただの主婦で、全くの素人である私にもできたのです。


皆様も、本当のケアのあり方、本当の救いというのは、実は心の問題だということに気づかれるはずです。

目の前で泣く方の声に耳を傾けるのに、医学の修業や立場などは何の意味もありません。悲しんでいる方に笑ってもらうためには、優しい言葉、大丈夫だと励ます言葉しかないのです。

今は医学の中でも、ここに光をあてるようになってきました。日本の医学界を始めとする、価値観の変化が起こってきています。あらゆるものが動き出さなければ、価値観は変わりません。

私たちは人のために動いた時に、免疫力が上がります。何よりも一番変われます。そしてそれが共に健康を求めていくことのできる、一番の介護だと思っております。「大丈夫」と言ってもらうだけで、人は希望を抱き、強くなれる。これは事実です。でも、「大丈夫」と人に言ってあげられることこそが、実はもっと元気になれるのです。

人間は自分が病んでいれば、自分のことだけを考えるでしょう。どこか痛いところがあれば、心はそこから離れない。その時が最悪な状態です。神経も一箇所に集中して、心も萎えているし、気持ちも固まったまま。こういう時は血流も悪くなっているのです。

私がお年寄りの方をケアする時によく言うのですが、「ちょっと誰かのことを考えてあげましょう」とか、「もし入院中の方でも、隣のベッドの方をちょっと励ましてあげましょう」とか、自分以外の誰かをちょっとだけ元気づけてあげることをお勧めします。

「寂しい」「自分だけが苦しい」「死にたい」と言っているような時は、確実に免疫力が低下しています。

血液は、自分のためだけに使っていると動かないものです。人のために使っている時が一番活発に働くのだということを、私自身が身をもって体験していて、感謝しているからこそ、こうして皆さんにお伝えしています。

若い頃に心臓弁膜症で「死ぬ」と言われた私が、大勢の方を励まし続けることで、これほど毎日元気に活動できるのを、とても感謝しております。一番強い生き方を実践できる喜びがあります。

誰かのことを考えて、励ましてあげる。それだけで自律神経は、コントロールできるものです。

「大丈夫」と言ってあげられる幸せが、私を強くしてくれているのです。

第3章

人は寂しさには勝てません

弱い心は寂しさから生まれる

心の抵抗力って、どういうことでしょうか？

私も考えてみたのですが、たとえばガンなどの治りにくい疾患を告知された時に、「とても辛いけれども、前向きに生きて行こう！」と、自分を変えられる力のことではないでしょうか。

治療のために、自分の血液の中に薬という化学物質が入ってきた時、心の抵抗力で、悪い作用を跳ね除けるということもできるのです。

辛いことがある↓ストレスを受ける↓心が萎える、ということになっても、それを跳ねのけ、抵抗する力が心にあれば、それがより強い生命力になり得るのです。

あるご夫婦の例ですが、ご主人がアルコール中毒で入退院を繰り返し、奥様はそのことで悩んでいらっしゃいました。

ご主人も入院している間は医療施設のケアが入りますから、症状も治まっていくのですが、いざ退院して家に帰ってくると、またアルコールに手を出してしまう。その、繰り返しです。

では、退院して家に帰った時、どうして最初のお酒に手を出してしまったのか、実はそこに意味があるわけです。

このご主人は「寂しい」と思う心に勝てなかった。寂しさに抵抗できなかった。そのことがご主人をお酒に向かわせてしまったのです。

すぐにアルコールに手を出してしまうのは弱い人間だと言われます。けれども私は、ご主人が何でアルコールに手を出すか、そこを奥様に考えていただきたいと申しました。

家に帰って、最初にアルコールを求めたご主人の心をおわかりですか、と。

奥様に「また飲んできたのね」と責められて、ご主人がどれほど辛い気持ちだったか、その時に奥様が何を考えて、どういう目でご主人を見ておられたか。

「あなたの目なんですよ」と言いました。

「もう、たまらないわ。こんな人とは離婚したい。どうせ退院したってまたお酒に手を出すんだから」と、そう思ってご主人を見ていたでしょう。その通りかもしれません。けれど、ご主人をそうさせたのは奥様なんですよ、と。

ですから、まず奥様にお変わりいただきたいとお願いいたしました。もし、奥様にお変わりいただけたら、ご主人はきっと立ち直れます、と断言しました。

アルコールのために体を壊したご主人は、もうすでに肝機能も弱っているわけです。肝臓の機能が弱れば腎臓にも影響しますから、血液も浄化しきれません。そしてさらに血流が悪くなれば、性格にも影響していきます。血流が弱くなって、頭に行く血液がしっかりしていないのですから、強い心を保つのが難しくなります。

私は「ご主人にお詫びしたら良いのではないですか?」と申し上げました。

奥様はびっくりなさったけれども、実際に奥様がお詫びされた後から、不思議なことにご主人は一滴もお酒を口にしなくなったと言います。お正月に友人知人が集まった時に「少しくらい、いいじゃないか」とお酒を勧められても、一滴も飲まなかったそうです。それほど強い心でアルコールに抵抗できたのです。

人は、一人では抵抗することが難しいのです。「寂しい」「辛い」という人は、心が萎えていますから、何も抵抗できません。寂しさには、人間は絶対勝てないのです。そして、心が萎えると血液が浄化されずに濁っていく。さらに腎臓や肝臓の機能も低下する。怖いのは、こうした相乗効果で、症状がどんどん進んでいくことです。

けれども、本当に心がしっかりしてくれれば、自分の血液を自分で上手に動かすことができる。このご主人の場合は、奥様が詫びたことで「妻は自分のことを本当に考えて一緒に頑張ってくれる」という確信を得たのでしょう。それが心の支えになって強くなれました。

退院してからも不安をかかえる方たち

ちょっと悲しい、ちょっと辛い、といったストレスが血液に大きく影響します。そのストレスに抵抗できるよう、心が萎えないようにと、そこに焦点を合わせたのが代替医療なのです。

西洋医学・現代医学の医者が悪い所を正確に伝えて患部を治療するのは、使命であり義務ですが、その後で本当に健康になっていただくことが難しい部分もあります。そこを補完していく作業が、代替医療の役割なのです。

病気は退院したら終わり、ではありません。

先日も、ガンの手術を終えた方がおっしゃっていました。「今は手術のおかげでガンはもう無いのですが、ちょっと痛みがあったり食欲がおちたりすると、またガンではないかと思ってしまうのですよ」と。

一度悲しい思いをした方が、また同じことになるのではないかと不安になるのは当然です。昨日まで自由に動いていたのに今日はちょっと足が重い、これは病状が進んでいるせいではないだろうか……というように、小さなことにも敏感になっていきます。

そうなると、普通に歩いている人や話している人を見ただけで、「あの人たちはすごく元気でいいな、うらやましいな」という気持ちになって、引け目を感じて心が萎えてしまうのです。感じなくてもいいようなストレスを、自分で作り出して落ち込んでしまうことになります。

生きていれば、誰にだって辛いことはあるはずです。でも、その辛さを知ったからこそ持っている抵抗力があります。人はたくさん悲しい思いもするし辛い目にも遭います。それがバネになっていかなければいけません。

一度辛さを経験したから、抵抗力はついた。だから、強く生きていけるのです。

心が強くなれば良い細胞が活発になる

「生命力」って何でしょう。生命力と寿命は違いますよね。寿命は人によって決まっているかもしれませんが、生命力は「元気に生きる力」です。つまり寿命を伸ばすことだけでなく、生命力を高めることを目的に掲げればよいのです。

今、この時を悲しんでいる方に対して、私が「大丈夫です」と申し上げるのは、生命力を高めるという目的に向かっているからでもあります。今を悲しむより、その方の先を考えて、先で勝負することを考えているから、大丈夫だと言ってさしあげられるのです。

心が萎えていなければ、人は悲しみや辛さを糧にして強くなれます。そして心が強くなれば、良い細胞が活発になります。

女性でも、ちょっと体の具合が悪いと、すぐに「年齢だから」なんて言う方があるでしょう。本当はそんなことないのに……。自分の血液くらいは自分で動かせるのです。

誰でも悲しいことがあれば立ち止まってしまいますが、そこを「大丈夫よ」と言ってあげる。家族の顔を見て、皆の元気を作り出していく。それは主婦の、母親の務めです。

「私は体が弱くて、みんなから愛されたい人なの」なんていうのは困ります。そうではなくて、愛する人になればいいのです。みんなを愛する人になるためには、強くなくてはいけないでしょう。

いつも明るく感動できる心を持ち、絶対に顔を曇らせない、というのは実は大変な力を必要とします。でも、これが、おそらく悪い菌などを跳ねのけて、免疫力を高くする一番の方法です。なぜなら、それは心の中に喜びがあるからです。

寂しさが心を弱らせて病気を引き起こしても、喜びが強い心を守り病気をはねのけます。

もちろん、ストレスを全く感じない人なんていません。でも、いつまでも目の前の悲しみにとらわれていたら心は萎えていくばかりです。ストレスを感じた経験は、次の悲しみを乗り越える心の抵抗力にしてしまいましょう。私は、心の抵抗力というものは「愛」と同じだと思っております。

自分は相手のことを本当に深く思いやってあげているだろうか、と自分の愛を確認することのできる人は非常に強い人です。目には見えないけれども「愛」は不滅ですし、いつまでも残るものです。もし、愛が深ければ、そして本当に「愛」を形に現す力があれば、おそらくあらゆるものに抵抗できるのではないでしょうか？

人のために愛を行える心の強さが、何ものにも負けない抵抗力となって、自分の生命力も高めていくことにもつながります。

ストレスを開放するのもまた、愛の力なのです。

身近な人々を元気にできるのは

私の家系は医者が多く、祖母は九六歳まで病院の理事長をしていたほど元気だったのですが、少し体調を崩した時に、自分の病院の特別室に入ってしまったのです。気分が良くなると病院内を歩き回って、「ここはこうしなさい」「あれはだめだ」などと指示して回るのです。病院長も祖母に頭が上がらないほど気丈な人でした。

ある日、この祖母の所へ行きましたら、「儀子、この夕方の、黄昏の寂しさには私は勝てない」と言うのです。

びっくりして、あれだけ厳しくビシビシやっていた人が、黄昏時の寂しさに勝てないなんて、と思いました。この話を叔父や叔母にしても、「まさか、あのおばあちゃまが」と、誰も信じません。

けれども、祖母が言ってくれた「寂しい」という心は、本当に私の胸を刺しました。誰にも見せなかった真実の辛さを知りました。人は決して寂しさに勝てないということも。

それから「夕方が寂しいというなら、夕方に会いに行こう」と決めたのです。一人で黄昏を見つめなくてもいいように。

そして、祖母は安らかに九九歳で私たちに別れを告げました。


自らの治癒力を高めれば、生きる力は衰えません。そのために、身近な人間が何をしてあげられるのか、その一番簡単な答えが「愛」なのです。

私は医者ではありませんから、専門的な言葉では申し上げられないのですが、子供でもお年寄りでも、身近な人々を元気にできるのは「愛」の力に他ならないと考えております。

心を勇気づける言葉の力

言葉には、人を癒す力があります。

たとえば、末期ガンだったり、余命わずかだったり、いろいろな方を診察する時に、医者は患者にとって何が一番のダメージになるかを考えなくてはなりません。

実は患者は、ガンや病気が怖いのではなくて、その事実によって心が萎えて、辛くなって、それで立ち上がれなくなってしまうことが問題なのです。そんな患者さんを、どうやってケアしていくか。その時にはむしろ、心を勇気づける言葉をかけてあげたり、明るい方向へ誘ってあげるほうが、体にも良い変化が表れます。それが、言葉による心のケアということです。

病気治療中の方にとって、家族の言葉は大きな影響力となるものです。

私がカウンセリングをさせていただいた方で、ご主人が抗ガン剤を使いたいと思っているのに、看護する奥様の方がどうしても使わせたくないと言うご夫婦がありました。

ご主人のかかっている病院は、最新の薬と抗ガン剤の二種類を使っていたのですが、奥様は手術後なのでしばらくは使うのをやめてほしいと言います。ところが、ご主人はどうしてもそれを使いたいと望むし、医者も一番弱い抗ガン剤だからというので、投与してもらったそうです。そうしたら、ご主人の髪の毛が全部抜けてしまって、ものすごい嘔吐の症状が出たといいます。

奥様は、私を見て涙ぐんでおっしゃいました。

「投与は一回だけということで使ってもらいました。でも、もうすぐ二回目の投与をしなければならないと言うのです。私は何も医学を否定しているわけではありません し、お医者様だって、治したいと思うからこそ抗ガン剤を勧めたとわかっています。主人も治したいからこそ、使ってくれと言いました。でも、抜け落ちた髪の毛と、この苦しい吐き気がいつまで続くかと聞いたら、それはわからないと言われたのです。こんな状態で、あと何年生きていくかと思うと辛いのです」

私も、今までのボランティア活動の中でたくさんの方の涙を見てきましたが、こういう方にどんな癒しの言葉をかけてあげられるのだろうかと、いつも考えます。

この時は、涙をためて訴えておられる奥様のお隣に、ご主人も座っていらっしゃいました。泣いている奥様を見るご主人は、辛そうでした。

同じように、ご主人が実際にひどい嘔吐に苦しんでいるのを見ているだけでも、奥様には大変なストレスがあります。

つまり、ご主人の苦しみが奥様を泣かせ、奥様の涙がご主人のストレスにもなるわけです。そんなストレスのある方の血液が、抗ガン剤や放射線治療などのデメリットに勝てるでしょうか？

せっかくご主人が、「今、自分は最高の薬を使っているのだ」と言っているなら、奥様は、「今使っているのは、一番良い抗ガン剤なのですね」と言ってあげて下さい、と、申し上げました。ご主人の唯一の希望なのですから。

この奥様は最初から、抗ガン剤は嫌だという見地に立っていらっしゃいました。先に心が泣いていたために、ご主人は苦しくなったのです。

抗ガン剤を使いたくない、という奥様のお気持ちもわかります。しかし、できれば手術が終わった後は、「よくぞ耐えて下さった」という気持ちでいてもらいたい。そして、そこから明るく生きていけば良いわけです。お二人で再出発する、というつもりで。

子供に「ここが痛いの」と言ってこられた時、お母様は「ああ、そうなの。ここが痛いのね。わかったわ、すぐによくなるからね」と優しく言ってあげるでしょう。これが癒しの言葉です。

そこで「まあ、一大事！　どうしよう、ああしようか、こうしようか」とやっていたら、子供はそれだけで不安や心配を感じて、かえってストレスで具合が悪くなってしまいます。

同じように、ご主人から「具合が悪いんだよ」と言われた時に、「まあ、それはあなたがあんなことをするからよ」なんて責められたりしたら、もうご主人は「痛いなんて言わなければ良かった」ということになるでしょう。

やっと我が家に帰ってきたのです。奥様が「そんな具合の悪い中で、よくぞ無事に我が家まで帰ってきてくれました。どうぞゆっくりお休みになってね」と言ってあげられたら、どんなにご主人のストレスは減ることでしょう。

実はこれが、大変に免疫力とかかわっているのです。

それほど、言葉というものは強い力を持っております。

ご主人はそうやって奥様から斬られて傷ついて、あげくにガンになったりして、カウンセリングにお見えになるわけです。一緒においでになる奥様は心配していらっしゃいますけれど、「実は奥様、あなたが原因ですよ」と、私などははっきり申し上げてしまいます。

相談に見える方はガンになったという事実だけに気をとられていらっしゃるけれど、実は一番身近な方が原因をつくっているかもしれないのです。

悲しみの言葉や心を斬る言葉が、病気や問題となって新しい悲しみを生み出すのだということを知っていただきたいと思います。

人を励ましている時、生きることの価値がわかる

私は一緒に働いているスタッフに「決して愛を偽ってはいけません」と言っています。本当にその方の悲しみを思い、その方の側に立って、決して一人ではない、必ず良くなることを伝える。その気持ちに嘘があってはいけないのです。

病気になった時、医療ができることというのはむしろわずかで、日々そばにいる人々が気にかけてあげることこそが大切です。それは家族でも、ケアのスタッフでも同じです。

これから病気はますます増えてくると言われています。それはストレス社会化が加速しているからです。残念ながらストレスは取れやすいものではありません。だとしたら、一人一人が、自分でストレスを消化できるようにならなくてはいけないのです。「いいんだ。大丈夫なんだ」と思えるように明るい気持ちでいることです。そしてまた、誰かの安心剤になればいいのです。そうすれば、人も元気にできるし、何より自

分自身が健康になれます。ストレスを消化する方法を知っていれば、立ち止まることもありません。

「う～ん」と言って立ち止まる方は、血流が悪くなっているためです。そんな時「これ以上考えたらもっと血流が悪くなってしまう。馬鹿馬鹿しいからもうやめよう！」と、自分で「考え込む自分」を切り捨ててしまえばいいのです。常にそうやってトレーニングをしておけば、自分で自分をケアできるようになります。

自分で自分をコントロールできれば、治癒力も高まるというわけです。

自分自身の心を善いこと、楽しいことに導く。それだけで人生の充足感は違います。


ダウン症のお子さんをお持ちのお母様がいらっしゃいます。この、障害を持って生まれた子供のお母様は、とても明るいのです。でも、「私は、この子より一日だけ長く生きたい。子供を残して、自分は死ねない」とおっしゃいます。

私は「もしそういうことになっても、お子様の一生をお引き受けしますから、何も心配なさらないでくださいね」といつも答えます。

このお母様は、本当は泣きたいかもしれないのに、私たちよりずっと明るいのです。こういう方は大丈夫です。それは子供を励まして生きていらっしゃるから。いつも「大丈夫よ」と言ってあげているから。

すべてを許して、小さなことにも本当に喜んで、子供を輝かせている。だから元気です。これはとても理に適ったことです。

一生懸命に人を励ましている時、生きることの本来の価値がわかるのだと思います。そして、そのことこそが自分の免疫力・治癒力を高め、人間の真の健康につながるのではないかと考えています。

二一世紀は、神経系統の病気とガンが増えると言われています。

医療技術は進化したけれど、それだけでは対応できない部分が大きくなってきているのです。病む方の考え方、価値観、そういうものを全部含めてケアしていかなければ、病気は治らないのではないでしょうか。

パワーを生み出す周囲の愛

アリゾナ大学にシュワルツ博士という方がいらっしゃいます。この方はバイオ医療の研究者ですが、先日お会いする機会がありました。

この時は、大きな病院で関与している方の「腫瘍が代替医療で消えた」、という実例のレントゲン写真を持ってアリゾナ大学まで行ってきたのです。

シュワルツ博士が「なぜ、こういうことが起こるのか？」とおっしゃるので、私は「ＬＯＶＥ」と申し上げました。

私のケアの第一条件でもあるのですが、代替医療というのは免疫力を上げることがまず一番です。

それには、誰が愛を示していくか、を明確にしなければなりません。ケアをしていく時に、「ああ、この人は自分のことをわかってくれているのだ」と相手がもし思ってくれたら、必ず血流は変わります。

そう説明いたしましたら、博士は「ＬＯＶＥ＆ＳＯＣＩＥＴＹ」とおっしゃいました。まさに周囲の人間の愛ということですね。

エネルギーに愛を重ねる、一番接点のある人が愛情深く心をケアする、そこにはパワーが生まれます。

アリゾナへ行った時、むこうは気温が摂氏五〇度近くありました。当地ではセミナーが五つほど、またカウンセリングにも参加したため、朝六時半から夜一〇時まで全く休みなしのスケジュールでした。

帰ってきてからも時差ボケする間もなく忙しくしておりましたが、それでいてとても元気なのです。

なぜそんなに元気なの？　ときかれれば、自分で自分の免疫力は高いと思っているからと答えます。血流を良くするための、ストレスの消化方法を知っているからなのです。

これも自律神経のコントロールですね。

私はカウンセリングをする中で、末期ガンの方やさまざまな悲しみを抱えた方にお会いしますが、どなたに対しても「大丈夫です」と申し上げております。

私は医者でもないし、特別な立場は何もないのですが、血液をきれいにして免疫力を高めるお手伝いはできるわけです。

初めてお会いする方に、「何か心が晴れないことはありませんか？　心が苦しいことは何ですか？」とお聞きします。お話を聞いて「大丈夫ですよ」と申し上げれば、相手の方は「あっ、もしかしたら自分は大丈夫なのかもしれない」と思っていただける。それだけで良いのです。

私が何をケアするのかと言ったら、何とかこの方に喜んでいただく、嬉しいと思っていただくことで、血液を正常に流れるようにするだけ。

でも、それが一番免疫力を高める方法であると信じているのです。相手の方にとっても、私自身にとっても。

こうしてケアをさせていただくことで、実は私の免疫力も高くなっているのだと思います。

第4章

心を喜ばせることは免疫力を上げること

どうすれば血液はきれいにできるのか

これまで介護というのは、手術や投薬といった医学的な治療をフォローしながら患者さんのお世話をするということで、病状の回復だけに焦点を合わせていました。お医者様の行っているどんな治療も、本当にその方が健康を取り戻すためのものですが、実は治療が結果としていちばん直接的に影響するのは、血液なのです。どんな薬もいったん血中に取り込まれてから、身体の各部分に作用します。

血液がきれいで血流が良ければ免疫力も高いのです。そうなると当然、介護にも「免疫力をアップさせる」という視点が出てくることは、おわかりいただけると思います。

たとえば肝臓疾患の手術の後、今までは輸血をしていましたが、そうするとたいてい手術後は肝臓が傷みます。だから最近は、自分の血液を使って輸血できるようになってきています。

血液というのはそれぞれに状態が違いますので、輸血も血液型さえ合えばいいという保証がないのです。そこで血液というものに対して、医学も慎重になってきました。

一度大病をした方は、もう二度とあの苦しみを味わいたくないと思っています。そのためには、免疫力が高まっていけば、病気を再び引き起こす可能性が少なくなるのですから、血液をきれいにする介護が必要だということになります。

何がいちばんその方の血液を動かし、浄化させて、身体をきちんとコントロールして、免疫力を高められるのか。

私たちがカウンセリングやケアをさせていただく時も、そこに焦点を合わせていかなければいけないと思っています。

血液に対して、現代の医学を補完する代替医療の方法がいろいろあります。代替医療で何をしているかと言いますと、ほとんどが免疫力を上げるということです。

たとえばリュウマチですと、多くの場合ステロイド系の薬を処方されますが、これらの薬のデメリットも一般に知られるようになってきました。しかし、危険があるとは言え、どうしても薬を投与しなければ治療効果が出ないとしたら、今、目の前にある症状を止めるためには必要なのです。

こうした現代医学の不十分なところを、代替医療で補完していくことの大切さを、今ではたくさんのお医者様たちが理解しています。すでに、欧米では有識者の三分の一が代替医療に関与していると言われるほどです。

心を喜ばせることは血液を整えること

今、医者の方々も考えてくださるようになり、血液というところに焦点を合わせておられます。ガンの場合でも、すぐに「抗ガン剤を使いましょう」とは言わないそうです。患者さんご自身に選択してもらうと言います。これは、自分で納得してからの方が良いということです。

精神科でも、まずは心が晴れるように「さあ、今日は何をしましょうか。運動をしましょうか」と言うそうです。

つまり、血流を良くして、頭にしっかりと血液を送り、ベータエンドルフィン[注⑥]を活性化させて、そして元気にするのだということです。

私たちが携わっている代替医療は、まさにこの取り組みです。

実際に、心のケアで重病の患者さんが改善されたという症例は、出てきています。

医者は患者に病気の告知をしなければなりませんが、「ガンですね」と言いながら「でも大丈夫ですよ。誰かに感謝して、明るく生きましょうよ」と言うだけで、大きくその後の病状を変えるという事例も報告されています。

このことは、医療の現場だけではなく、ご家庭でも実践できることです。

いつも「喜んで生きる」「感動して生きる」ということを家庭で心がければ、血流も良くなり血液の浄化が行われます。

でも、悲しみのあるご家庭ではそれが難しくなる場合が多いのです。

先日も、看病をしていたお母様の方がガンで亡くなるということがありました。原因はストレス。ケアをしている方は、病人の悲しみや辛さについて、ずっと聞かされ、耐えなければならないので、それがそのまま血液に影響するわけです。

ですから私は、患者さんだけでなくご家族を含めたケアというものの大切さを考えています。


この間もある奥様が来られて、「うちの主人は、朝から私に『大丈夫か、顔色が悪いんじゃないか、これを飲んだら良いんじゃないか』と、とても心配をするのです」とおっしゃいました。

だから私は「優しいご主人をお持ちの奥様は病人になりますよ」と笑って申し上げました。「ご主人から放っておかれた方がいいのよ」と。咳をしようが腹痛を訴えようが、「あ、そう」と言って出かけてしまうご主人の方がいいのです。感謝なさってもいいくらい。

何も訴えないのに「顔色が悪いんじゃない？　大丈夫？」って言われると、「あら、本当？　私そんなに悪いのかしら？」と、考えがだんだんそちらに行ってしまいます。傍の方の優しさが、かえって心配を与えかねません。

少しくらい何かあっても、「大丈夫よ。はい、行ってらっしゃい。美味しいお料理作っておくから心配しないで」と、奥様には言っていただきたい。「病気じゃないか」と思い始めると、どんどん具合は悪くなるものです。精神的なストレスが血流を悪くしていくのです。

心は血液を動かすのですから、心を明るくして喜ばせてあげて、血液をきれいにしていけば、それが必ず大きな力となって健康を作ります。

心を喜ばせることは、血流を整えることと深くかかわっているのですから。

注⑥〔ベータエンドルフィン〕
鎮静剤のモルヒネと同じような働きをすることから、脳内麻薬とも呼ばれる。身体にストレスが生じた時に分泌され、苦痛を和らげる働きがある。
また、美しい景色や美味しい料理などのような、心地よいと感じる刺激が与えられたときには、快感の情報を脳に伝達して、陶酔感を促し、脳の働きを活性化させるホルモンとして働く。

腎臓の働きを助けて血液をきれいにする食べ物

血液を浄化するために、心の問題について申し上げましたが、もう一つ、食べ物に関しても考えなければいけないことがあります。

ホリスティック医学のアンドリュー・ワイル博士が国際フォーラムでおっしゃっていたことですが、現在アメリカでは日本食を取り入れようという動きがあるそうです。しかし、ワイル博士は現在の日本人の食生活が危険であるともおっしゃいます。それは、昔ながらの野菜中心の和食ではなく、洋食や外食の多い欧米型の食生活になってきているということと、生活習慣の変化で人々の食生活にも影響がでているということからです。

私にも思い当たる例がありました。

数日前にお会いしたリュウマチの患者さんに「いつも何を召し上がっていますか?」と聞いたのですが、やはり腎臓に悪い、体を冷やすものばかりお好きで、そういうものを多く召し上がっていました。

腎臓に良いと言われているカロチンを多く含んだお野菜、ニンジンもカボチャもサツマイモも、全部嫌いだとおっしゃいます。

こんな時は本当に難しいのです。「腎臓に良いから、こういうものを食べてください」と言って無理して食べさせても、その方の免疫力というのは上がりません。嫌なことをしているわけですから、むしろ下がってしまいます。

そのまま無理強いするより、私のような主婦の立場ですと、料理方法を変えて食べられる形にする、ということをお勧めします。たとえば、ニンジンは油で炒めるとカロチンが出てきますから、その黄色い汁をスープにしたり、形がないようにして摂っていただくことが考えられます。

腎臓は、実はちょっとしたことで活性化するので、なるべく人間の体に良いものを工夫して食べるようにしていただきたいのです。

血液をきれいにする腎臓の働きを、食べ物で助けてあげるのです。

女性に多い生理痛も、血行を良くするために姿勢を良くして歩くことや、食事療法によって改善できるといいます。すべて血流なのです。

性格は血液で決まる

子供の性格も血液と関わっています。今の子供たちはテレビゲームなどで、長時間静止した状態のままで遊んでいます。そんな状態では血流が悪くなるにきまっています。

何か学校で嫌なことがあって、ストレスをためたまま帰ってきて、黙ってテレビゲームをして、テレビを見ながら黙ってお食事をして、それで一日が終わって……そういうことで本当に良いのですか？　どれをとっても心配ではないのですか。

生活習慣は、この毎日の繰り返しの中で作られます。こうした状態が続いて、習慣になって、そして「うちの子供が突然キレた」と嘆いても、それは当然の結果でしかありません。

「性格が血液で決まる」と言いますのは、血液の流れ方でその日その日の思考や行動にとても影響が現れるという意味です。

血液の状態は、心の問題もそうですが、食べ物によっても直接、影響します。たとえば、外食先で添加物を何種類も摂取することで、肝臓疾患が増えていると言われていますね。外で簡単に食べられるもの、大量に生産され流通するものの中に、添加物があって、それが血液に影響して血糖値に変化が起きてしまうのです。

性格と言いますと、どうしても遺伝の問題として考えがちです。「父親がこういう性格で、母親にこんなところがあるから」というように。

でも、よく聞いてみますと、食べ物の好みが似ていたり、生活のリズムが同じだったり趣味が同じだったり、同じ環境のために血液の状態が非常に似ているだけのことが多いのです。

子供は成長過程で、皆大なり小なり「罪」を犯すものです。単純ないたずらや嘘など、悪いとわかっていて行う小さな罪もありますが、世間を騒がせるような罪。これは犯した子供も確かに悪い。でも、その子供にどんな食事を与えて、どんな家庭環境で育てて、どれだけのストレスを抱えさせていたのか、というところをお考えいただきたいのです。

日本人の食生活が危惧されていることは、前にもお話いたしました。

お食事でも、体調のことを考えてコントロールする方は多いのですが、性格のことを考えて作るお母様はいらっしゃらないのではないでしょうか。

実は子供の考え方、価値観というものは血液に由来することが多いので、濁っていてはどうしても自分だけの考えにとらわれてしまいます。また、血流が悪くなると、神経内科や診療内科に行くような状態になります。強迫観念、自殺願望、被害妄想などということが起こってきます。

だから、被害妄想になっている子供を、性格として見るのではなく、そういう血液の状態なんだというふうに理解してあげていただきたいのです。そこまで考えて子供と対応していただく必要があると思います。

子供は親に訴えているのです。

お腹が痛いと言って泣いている子供に、「じゃあ、病院に行って痛み止めをもらって」と、それだけで安心してしまって子供の寂しさに気づかなければ、十分な対応とは言えません。

同じ、病院に連れて行くにしても、「ああ、お母さんは自分のことを考えてくれているんだ。自分が痛いと言ったら一緒に手を引いて連れて行ってくれるんだ」と、子供に愛情の伝わるような接し方をすれば、どれほど結果が違うことでしょう。

目の前にいる子供の状態のどこに焦点を合わせるか、がとても大事なのです。

新学期が始まって一カ月も経ちますと、五月病などと言い、不登校や引きこもりといった問題が表面化してきます。これは、受験期の反動がこの季節に出てくるからなのです。

受験期に同じ姿勢で長い時間勉強してきたため、頭へ行くための血流がたいへん悪くなっていたのです。

親ごさんは「うちの子は本当に一生懸命勉強する」と思って見ていても、私などは、そういうお子さんはかえって心配です。

「これは完全に頭へ行く血液の状態が悪くなっているな。もうちょっと経てば、きっと誰にも会いたくなくなるのではないかしら」と思います。あるいは、被害妄想や幻聴、幻覚が起きてくるかもしれない、と。

つまり、ちょっとした気温の変化や食生活など、環境全部が血液に影響しているのです。

子供の食生活を管理するのは親の、特に母親の役目です。子供が外で何を食べているのか、何を飲んでいるのか、無関心では困ります。血液というものが、毎日の生活と密接につながっていること、そしてそれが子供の性格形成に大きく関わっていくことを知っていただきたいのです。

「私は性格が暗いんです」とおっしゃる方も、きっとそれは生活のリズムが暗いだけです。私は、いとも簡単に、どなたにでも「大丈夫」と申し上げますが、それは血液の状態をきちんと浄化できれば可能なことだと信じているからです。

人間の性格や体質は、変えることができないと言われていますが、そういう考えを変えていくことが必要だと、私は思っています。

性格は変えられるのです。

もちろん大人でも同じことです。毎日の生活習慣が血流を悪くするようなものなら、必ず結果が出てきます。病気になってから、糖尿病、心筋梗塞、ガン、精神疾患……どうしてこんなことになったの？　と言われても、全部病気になるとおりのことをしただけです。

心を明るく保つこと、腎臓の機能を高めるような食生活を心がけること。それだけで血液は浄化されていきます。このことを生活の中で、ぜひ実践していただきたいと思います。

一日三〇分笑えば免疫力は上がる

先日も、ある病院でレントゲン撮影をしたら「ガンが見つかったので、抗ガン剤を使いましょうと言われた」という方から、相談を受けました。この方は、新聞の記事などで抗ガン剤が二次ガンを誘発するということを知っていたので、医者の言葉に不安を覚えたとおっしゃいます。

ケアしましたが、軽いガンのようだったので、そのことをお伝えして、「ご心配ならば他の病院にも行かれて、セカンドオピニオンとして第二の医者の意見を聞かれてはいかがですか」とも申し上げました。

この方がおっしゃるには、「自分は本当はとても明るい性格なのだが、今は非常にショックを受けている」ということでした。明らかに「ガン」という言葉でストレスを感じているわけです。そうすると、免疫力や自然治癒力も低下するので、むしろそのほうが危険です。私は、この方が心を明るくできるように、ストレスのケアをすることが先決だと思いました。

心が明るくなるということで一番わかりやすいものは「笑い」です。

ある医者の方のお話によると、一日の中で三〇分笑えば、とても免疫力が上がっていくのだそうです。

私がケアをする時も、どうしたら泣いている方が笑ってくださるのか、心が明るくなれるのか、ということを考えていたします。明るく笑えるように、人をトレーニングしてしまうのです。

でも、中には「もう明日にでも死にたい」というような、あまりにも暗い顔の方もいらっしゃいます。つい、「死にたいと思っていらっしゃるの？」と聞きたくなってしまうような方々。

けれど、その方がカウンセリングを終わってお帰りになるまでの間、一度でも笑顔を見せて、一条の光を見い出して下さることが、私たちの務めなのです。

苦しみの中で人を思いやることができれば

たくさんの方をカウンセリングさせていただく中で、悲しみを持った方に最初にお会いすると、その方の血流は必ずと言っていいほど悪くなっているのがわかります。

血流が悪いと頭に行く血液も薄くなって、寂しくなって、心の中は「自分の悲しみ」でいっぱいになる。そんな時私は、一番その方にとって難しいことですが、「誰か他の人のことを思ってあげてくれませんか？」と申し上げます。

ガンの方ならば、今は苦しい、悲しい、痛いのです。だから抗ガン剤を投与するし、手術も受けます。

「でもね、それだけではあなたは苦しいでしょう。もし今度ひどい痛みがきたら、ほんのちょっとでも人のことを思っていただけないでしょうか」と申し上げるのです。でも病気の方は「いいや、自分にはできない。何より自分が痛くて苦しいのだから」とおっしゃいます。

もちろん、私はそれも承知なのです。とても無理を言っているのです。でも、わかっていただきたいのです。自分のことばかり考えていたら、血液は絶対きれいにならないということを。

私の関与している代替医療の例でも、腫瘍が消えたとかガン細胞が消えたなどという写真の比較データがありますが、それは単純にその代替医療の方法が良いとか正しいとかいうことだけではありません。症状の改善された方々は、本当に周りから愛された時、愛を知った時、そして自分も人を愛した時に、これらのデータを出しているのです。

このデータは奇蹟でも何でもありません。

病気の原因は血液に由来すると、医学界でも考え始めました。その、血液をきれいにすることで病気が改善されるのは当たり前なのです。

ある時、代替医療のセミナーで新潟へまいりましたら、送迎をして下さった方に言われました。

「中原先生、長岡の冬は長くて暗いのですよ。雪が深くて、家から出られなくなります。皆、寂しいのです。たとえ友人知人が病気だと聞いても、見舞ってあげたくても行かれないし、もちろん自分が病気になれば人にも会えないですからね。これから、寂しい季節が始まるのです」と。

そして、ここがどんなに雪深いかを見て、それを踏まえて話をしてほしいとも言われました。

その日、最初のカウンセリングにいらしたのは、パーキンソン病で車椅子の奥様でした。ご主人から「血流が悪くて動けない」などという詳しい状況をお聞きした後、私は奥様のそばへ行って、その手をとりました。

「奥様、さあ立ちましょう。いつもいつも座っていて、寝るのと座るのと、これだけの生活ではあまりに可哀そう。寂しいことです。さあ、私の手をしっかりつかんで。さあ、立てますよ」

奥様は、「絶対にできない、無理です」とおっしゃる。私は「できる」と申し上げました。そうしたら、立ち上がろうとなさいます。ご主人が車椅子を支えて、奥様の足がぎゅっと踏み込みました。一回、二回、少しずつ少しずつ、満身の力を手に込めて立とうとするのです。会場の皆がじっとその様子を見る中で、さらに三回、四回。

「さあ、しっかり」

そして、立てたのです。すごい拍手で、皆喜びの涙でした。

この車椅子の奥様は、何年振りかに立ち上がって、その視線で周りを見たのです。

今では、ご夫婦でダンスにも行かれているということです。

ここで私がしたことなんて、何でもないことです。支えたと言っても、私は体力なんてありません。でも、その奥様の寂しさはわかってあげられます。パーキンソン病で一生車椅子の生活かもしれない、それがどれだけ辛いことか、悲しいことか。

そんな時に、医学の常識や状況を突き破ることができるのは「愛」だと思います。「愛」というのは、必ず相手の苦しみや悲しみがわかってあげられることです。その時、人間が想像できないほどのことが、きっと許されるのでしょう。

血液が躍動した時、奇蹟が起こる

私はセミナーの中でもよく「ガンの人に告知すべきかどうか」という質問を受けますが、私の中ではいつも答えは出ています。

たとえば社会的に立場のある方ならば、亡くなる前にやるべきことがあるのかもしれません。そのことは私もわかります。けれども、私は、相手が寂しくなることは絶対にしたくありません。

亡くなるその時まで、もしかしたら自分は大丈夫なのかもしれない、という希望の中にいてほしいのです。何より、私自身、生死の境をさまよった時に「もう駄目だ」

と言われて、寂しくて辛くて耐えられなかった経験がありますから。

人は、寂しさには絶対に勝てないものです。新潟で出会ったこの奥様も「一生車椅子なのだ。絶対立ち上がれないのだ」と思って悲しんでいた時には、本当に動けなかった。でも、「やってみよう」と決心なさいました。私は、ちょっと声をかけてあげて、ちょっと引っ張ってさしあげました。それでいいのです。皆、周囲は拍手して喜び、またご本人も「嬉しい」と泣かれました。

私は、この奥様が運良く一度だけ立てたと思われないように、「もう一度」と促しました。そして、再び立ち上がったことを確認してから、ご主人に「さあ、奥様の手をしっかり握って立たせてあげて下さい。さあ、ご主人、奥様はおできになりますから何の心配もいりません。これで奥様の血液も、ものすごく躍動いたしました。間違いなく免疫力も上がりましたから、もう大丈夫」と申し上げました。

この奥様はご自分が辛いのだということを、ご主人に訴え続けてきたでしょう。

私は一緒に動いているスタッフに、「辛い人は赤ちゃんだと思いなさい。夜泣きをする赤ちゃんを怒る母親はいないんだから」と、よく言います。

実際は、本当に辛い方の訴えを聞けば、看病する側だって辛くなるものです。このご主人も辛かったと思います。けれど、奥様の血液が躍動して、ご主人に涙を浮かべてこれまでのことを感謝なさったのです。ご主人がどれだけ自分に尽くしてくれていたかを知った時に、立ち上がれたのです。

血液というのは、このように全てに関連しているのです。

相手を思いやって発した言葉は、必ず相手の心に届きます。相手の心に光を差すことができます。それは、言葉を発するこちらに権利があるわけではないのです。感じ取る相手に全部権利があります。

愛をきちんと感じ取ってもらえたのか、単に上っ面な言葉だと思われたのか、真剣に考えてくれたのか。そのために、私たちはコミュニケーションを構築していきます。

自分がイライラして怒りたいから怒鳴る、やりたいように勝手なふるまいをする、こんな時には血液も正常ではありません。

皆、生きていればいろいろなストレスがあり、悲しみがあるのは当然のことなのです。人を喜ばせよう、元気でいてもらおう、血液を正常にしてもらおう、と思ったら、相手を思いやって「愛」を実行すべきです。私は、それをいたしました。

人は誰かの役に立ち、誰かの喜びを見た時に血液が正常化する

私は十七歳の時に心臓弁膜症になり、その後も体が弱く、生理も来ませんでしたから、絶対に子供は生めないと言われていたのです。初めての見合いで結婚することになった主人に対して、私の父は「中原君に済まない」と言いました。

ところが、結婚して一年半経ってから生理があり、そして、子供にも恵まれました。でも、子供たちはきっと自分の胎毒を持って生まれてきているのだと思うと、責任を感じました。

「子供たちを、明るく、人を愛する人間に育てるのは、私の愛情にかかっているのだ」とずっと思ってきました。

何を食べれば血液に良いかを考え、もっとも大切なのは血流を悪くするような言葉

や態度で接しないこと、と決めました。暗い顔をして、ぶつぶつ文句を言うような母親では、周りの誰かを暗くするし、誰かを傷つけますから、それだけは絶対にしないようにしました。

これが、私の実行した全てでした。

愛というのは、心がけて自分で構築していくものです。

自分が悲しい時は人のことが良く見えてしまいますから、うらやんだりしてさらに血流が悪くなる。すると腎臓の機能も低下する、という悪循環に陥ります。

でも、自分から愛を与えて、相手も自分も血液をきれいにすることができるということを知ったら、共に輝けるのです。これが愛を実行するということです。

私は人を励まし、人の悲しみをわからせていただけるから強いのだと思っています。強いから血流も良くなるのです。

こうして人は誰かの役に立ち、誰かの喜びを見た時に、一番血液が正常化いたします。自分の行っていることが誰かのためになり、自分の身に備わっていることが人のためになる。それが一番強い生き方でもあるのです。
皆様も生き方は強く、ということを心がけていただきたいと思います。

心の奥にある若々しさに愛の光が注げたら

花粉症は新しい病気のようですが、つまりはアレルギー。アレルギーもまた、血液の病気です。

アレルギー体質と言ったら生まれつきのものだと、普通は解釈するでしょう。お父様、お母様、代々の家系の血を引いていて、鼻炎や咳などの症状が出るもの。これはアトピーについても同じ解釈をされていますね。

私もアトピーの方を多くカウンセリングしましたが、アトピーも喘息も腎臓の機能低下からきていますので、たいへん治りにくいのです。

今は対症療法で、炎症が起きたからステロイド軟膏を塗っておこう、ということをしますが、実際にたくさんの方がアトピーやアレルギーで薬を使い、一つの症状が治まったかと思う間もなく次の症状、というふうに繰り返しています。どういうことかと言えば、つまり元が同じなのです。

最新のデータによると、一歳以下の赤ちゃんでも花粉症になる可能性があるそうです。原因は生まれつきの、その血液にあるということがわかってきました。

もちろん、花粉症の原因については、皆様もご存知のように、近年植林した杉、排気ガス、かび、アスファルトの上の埃、いろいろなことが言われています。原因をいろいろ言われても、これだという対処方法は見つかっていません。

先日テレビを見ていましたら、「今、治療薬の研究をしているのです」と医者が言っておりました。新しい薬があるけれど、副作用がひどい。そこで、短期の服用で副作用も出ない薬を研究中だということでした。しかし、その開発は非常に難しいそうです。

花粉症は突然発症すると言われています。自分は絶対にならないと思っていたのに、また、うちの子はならないと思っていたのに、目がかゆいな、くしゃみがでるなと思っていたらいつの間にか花粉症になっていた。そんな話をよく聞きます。「花粉症っていったい誰がなるの?」「どうして突然なってしまうの?」ということについては、実は医学でも全部はわからないのです。

医学界では近年、ストレスがガンを作るということも言われてきています。となれば、現代のようなストレス社会に生きていれば、誰にもガンの可能性はあるということです。

ガンの原因として、以前は血液の病気だと言われていました。そうしますと、ガンも花粉症もアレルギーも、全てが血液の病気ということです。血液の状態が悪くなることによって、たまたま症状がガンとして出るかもしれないし、花粉症に出るかもしれない。それほど身近なものなのです。

たとえば検診を受けて、「何かおかしい。再検査をします」と言われたら、普通の人は「ガンかもしれない」と思ってしまいますね。その不安な思い自体が、ストレスになります。

花粉症の方も、「ああそろそろ二月が来るな」と思ったら、「きっと今年も鼻がむずむずしてくしゃみが出て……嫌だなあ」と思うでしょう。何かに悩む、自分にとってデメリットになることを考える、これがストレスになるのです。

花粉症も、今までは特殊なことでした。花粉の非常に多く飛ぶ地域の方、あるいは大気汚染のひどい地域の方、あるいはアレルギー体質の方など、特別な理由でなるものだと思われていました。ところが、誰にでもその可能性はある、ストレス社会の中に生きていれば、皆が可能性を持っているものだとわかりました。

腎臓が弱っていて血液を浄化しきれないでいると、いろいろな弊害が起こるというのは、このことなのです。ストレスは血液に直接の影響を与えるものなのですから。

今までガンの方のケアをしていて、その人を悲しませたら症状がさらに悪化するということがわかってきました。

もう、どんな治療をしても駄目、どれだけ薬を与えても駄目。手術をしてガンを取ったのに、少し時間が経ったら次の新しいガンができている。病院にいる時は治ったと思っていたのに、家庭に帰したら駄目。

こういう方をケアする時に、精神安定剤や睡眠薬などで目の前の症状を一つ一つ治しても、元々の原因である血液が浄化されていなければ同じことなのです。

不安からくるストレス、そして、血液との密着を考えると、本当にこれだけ多いガン、アレルギー、花粉症の方たちに対するケアは……。

辛さや不安をどのように昇華でき、どのように一番心の奥にある若々しさに愛の光を注ぐことができたら、救われるのでしょうか。

第5章

教育を通して愛を伝えてください

ＮＫ細胞を元気にする食事

ＮＫ細胞という言葉を、耳にされている方も多いと思いますが、血液の中を巡回しガン細胞や細菌と闘ってくれる、このＮＫ[注⑦]（ナチュラル・キラー）細胞が活性化されると、免疫力が高まって病気にならないと言われております。

では、ＮＫ細胞を活性化させるためには、どんなものを食べたらよいのでしょうか？

本などでも紹介されていますが、カロチンを多く含んだものが良いと言われていますね。

たとえばニンジン、サツマイモ、カボチャ、小豆……これらは腎臓を非常に丈夫にする食べ物です。

こういった食べ物を摂取して腎臓が丈夫になれば、血液が浄化できます。血液が浄化されると血流が良くなる、つまり免疫力も高まるということなのです。

私は毎日いろいろな方にお会いしていて、子供からお年寄りまで、ほとんどの方の免疫力が低下しているのを感じています。

今は、小児ガンも増えており、私の周囲のお医者様方も、どうしてこんなに子供のガンが多いのか、なぜ子供が大人のような病気をするのかと言っておられます。

また、二、三年前から、単身赴任のサラリーマンの間にもガンが急増してきたと言われています。

そこで、大人も子供も簡単に外でいろいろなものを買って食べるような食生活が、改めて問題になってきたのです。

忙しいからと出来合いのものばかり食卓に並べたり、簡単なファストフードばかり食べさせたり。常識的に考えれば、カフェイン系のものはある年齢まで与えない、といった食生活のルールのようなものが崩れてきているのです。

自己中心的な日本人が増えてきたというのも、このことと無縁ではない、と思います。

正しい価値観や性格を育むには、食の方面からのアプローチも見落とせません。食生活は、血液に直接影響するのですから。

もし、血液を浄化する腎臓の機能が低下すれば、性格形成にかなりのデメリットが出てくるのは当然です。

お母様は、子供のために体に良い食材を食べさせたいと思っているでしょう。今は、自然農法でも有機農法でも良い食材がいくらでもありますから、こういうものをお料理して食べさせてあげているかもしれません。

しかし、食材を吟味して作ったお料理を並べても、子供たちの心の中にストレスがあれば、どうでしょう。あるいはご主人たちが疲れて帰ってくる時の、そのストレス。家庭を離れて外での生活をする間には、たくさんのストレスがあるものです。そんなストレスが当たり前にある世の中で、ほっとする瞬間が家庭でのお食事の時間なのです。

だからこそ、お料理を作ったお母様の眼差しとか、家族にかける言葉とか、テーブルを囲んだ時の何気ない行動が果たす役割というものは非常に大きいということをおわかりいただきたいと思います。

注⑦〔NK細胞〕

ナチュラル・キラー（NaturalKiller）細胞のこと。

リンパ球の一つで、血液の中を巡回し、ガン細胞や細菌に感染した細胞を死滅させ、常に体内で免疫活動を行っている。

また、NK細胞には、β-エンドルフィンと呼ばれるホルモンのレセプター（受容器：受け止める機能）があり、「楽しい」「気持ちがいい」といった感情を引き起こす作用が認められている。

つまり、人が「快適である」と感じた時には、β-エンドルフィンがNK細胞に結合して、細胞活性機能が増加し、免疫力がアップするということになる。

逆に、ストレスの多い状態が維持されると、免疫力は抑制されて健康への障害になるのである。

食材とともにお料理を作る人の心の大切さ

「食を通してNK細胞を活性化させる」というのは、まさにお母様が工夫してお料理を出すことから始まります。

NK細胞を一番活性化させるのは、食材ももちろんですが、お料理を作る側のスピリチュアルな（精神的な）力というものが実は深く関わっているのです。

幸せになってもらいたい、と思って作ったお料理は力を持っています。そのスピリチュアルな力は、NK細胞の働きを内側から活性化させてくれるのです。

たとえば、ニンニクやニラやショウガといった昔ながらの日本の食材が体に良い、ということは皆が知っていますね。では、そのように一生懸命気をつけて気をつけて、お食事を作れば、それだけでNK細胞が活発になって丈夫になるでしょうか？

机の上の、理論的なことを申し上げれば、そういうことになります。

けれども、一番大事なのは、心に焦点を合わせるということなのです。

このことは、マウスを使った実験でも立証されています。

実験用のマウスに言葉や同じ刺激を与えて「いやだな」という思いをさせますと、免疫力はみるみる低下して、そして体の機能すべてが落ちてしまうのです。栄養は普通に与えているのに、です。

たとえば、栄養のバランスを考えてとても良いお食事を作ったとしても、「さあ、食べなさい」と言って出したその食卓で子供をつかまえて、「あなたね、今日は学校でテストは出来たの？」なんて訊いていませんか？　ちょっと訊かれたくない時は心に陰りが生じますね。会話も弾まないし、黙々と食事が進んでいくことになります。こうしてストレスが生まれるのです。

ですから、どんなに立派な食材を揃えても、どんなに良いお食事を作っても、ストレスになるような言葉を与えたのでは全く意味がない、ということになります。

孤食…寂しさの中で食べる食事

新聞にデータが掲載されていましたが、今は十人に一人の割合で子供が「孤食」をしているのだそうです。つまり、十人の子供のうち一人は、たった一人でお食事しているというのです。これはとても寂しいことではありませんか。

テレビを見て人の声を聞きながらお食事したとしても、テレビでは自分の思いに答えてくれません。見ているだけでは、ストレスは解消されないのです。

こんな生活状態では、「食べる」という行為は、その意味を失います。

実は、食べることそのものが喜びで、「美味しいよ」と言える人がいて、「あなたのために作ったのよ」とやさしい言葉を言ってくれる人がいる。それで初めてお食事によって免疫力も上がっていくのです。

こうした体験がなく育ってきた子供が、親からの愛情を百パーセント感じ取るのは難しいことです。

「孤食」だけではありません。今、思春期以降の子供たちに多い「拒食症」や「過食」についても同じことが言えます。全ては精神的なものからきているのです。誰かが美味しく作ってくれる環境、そうして整えてくれる人のいることが大切なのです。「美味しいね」と言いながら食べられる環境があれば、それが一番の免疫力アップにつながります。

人というのは、いつも寂しいものです。

自分に自信がなくて、健康にも自信がなくて、ましてや三人～四人に一人はガンと言われているような時代の中で、いつも不安や寂しさを感じているものです。

こんな時代に「本当に心が晴れ晴れとしている！　本当にお食事が美味しく食べられる！」と言える人は、必ず周囲や環境がそのことを許してくれるやさしさに恵まれているのです。

私は、子育てについて問題を抱えた方とご一緒することも多いので、いろいろな親子を見てきて、いろいろなお話を具体的にお聞きしています。

そこでは、親からの厳しい言葉や咎める言葉を聞かされ続けて、心に大きなストレスを抱えた子供たちが、立ち上がれなくなって、免疫力も低下しているという状態をたくさん見てきました。

親の方は「こうやって育ててきたのに、こうしてきたのに、今こうなってしまったんです」とおっしゃる。でも、育てていく中で、子供の心に焦点を合わせていたかどうか、そのことの方が問題です。

たとえば子供が学校から「ただいま」と帰ってきた時。

「おかえりなさい」と迎える母親にとっては、ただ子供の帰宅という事実にしかすぎません。

でも、子供の社会というのは想像以上に過酷で、もしかしたら小さなキッカケで友達から一緒に遊んでもらえなかったかもしれない、あるいは先生に叱られたかもしれない。子供は心を痛めながら、ようやく家にたどり着いたかもしれないのです。

そんな時、おやつが用意されている、母親のまなざしに愛情がある、というのは本当に心が救われるものです。第一の癒しであり、ケアなのです。

食べるということと愛情とは、深くつながっています。子供の心に焦点をあてて、愛情をもって接してあげなくては、せっかくの「おやつ」も意味がありません。ストレスを感じたままのおやつが美味しいはずはないのですから。

母親のやさしいまなざしの中でストレスを開放できる子供は、「おやつ」で得られる栄養以上に免疫力を高めることができます。


子育ての問題を抱える親は「なぜうちの子供はこうなってしまったのか」と嘆くのですが、子供の心に焦点をあてて、そのストレスを受け止めてあげていたかどうか、そこから考えていかなくてはなりません。

子供のストレスを無視して、いくら立派なお食事を揃えても、萎えた心では美味しく食べられないでしょう。美味しく食べられなければＮＫ細胞も活性化せず、免疫力も低下します。そうなると、やがて心身に歪みが生まれ、それが「子育ての問題」として表面に現れることにつながります。

「なぜ、うちの子は……」と言う前に、果たして子供の心に焦点をあてていたかどうか、そのことをお考えいただき、愛を心に、「食」を考えていただきたいと思います。

粗食でも豊かな食卓

先日、本を読んでいましたら、お米とおかずの割合は三対一が良いと書いてありました。ご飯が三に対しておかずが一です。でも、今はほとんどのご家庭で割合が逆転しているのではないでしょうか？　私はこれを読んで「やっぱり」という思いでした。

私はよく「おにぎりパーティーしましょう」と子供に言って、ともかくお米第一のメニューにしました。お米をたっぷりと、海苔、そして脇に少しおかずのものを置いて、自分で好きなものを乗せて海苔で巻いて食べるようにするのです。まずお米をたくさん食べられるようにしたのです。

でも、孫の顔を見にくる私の母などは、おかずの少ない食卓を見て「この家は何て粗食なの！」とよく言っておりました。孫可愛さに、もっとごちそうをと考えてしまうのは仕方ありません。

実は、私の子供たちも生まれつき丈夫ではありませんでした。私も大病をしましたが、主人の方も家系的に腎臓が弱かったのです。

腎臓が弱いということは、血液が浄化しきれないということですから、当然免疫力も低下します。だから、献立も子供の顔を見てから決めるようにしました。今日は疲れているようだから、お腹に負担のかからない献立にしよう、という具合でした。

私自身、たくさんの子供たちや障害のある方たちをケアしていましたので、一番元気にできる方法というものをいつでも学んでおりました。

一番元気になってもらうには、やはり腎臓の働きを良くすることです。それはイコール「食」を考えることにつながります。

腎臓の機能を丈夫にする食べ物と言えば、何度も申しますが、やはりカロチンを多く含んだもの、ニンジン・カボチャ・サツマイモ・小豆などのお野菜です。

でも、どうしても外食などで腎臓に負担のかかるものを食べてしまうこともあります。そんな時は、負担を和らげるように、体の温まるものを食べれば良いのです。飲むものも、体を冷やすものではなく、常温以上のものを摂るようにします。

体に良いものを食べるようにしていくと、腎臓は、悪いものを排泄できるようになっていきますので、バランスを考えて、良いものをより多く摂るようにすればいいのです。

優しい環境の中で、温もりのあるやわらかい空気や水と共生し、愛を育める言葉があれば、きっと全ての食を生かすことができるでしょう。

私の思いが間違いではなかったことは、その後私の子供たちが二人とも、皆勤賞で元気に学校生活を送って証明してくれました。

私は元気な主人、子供たちに心から感謝しております。

日本人には「薬信仰」はあるけれども、食に関して健康という視点からの意識は薄いと言われていました。それでもこの頃は良い食材がいろいろ出てきて、皆それぞれに考え始めています。

けれど、どんなに良い食材が並んでいても、それが実は薬と同じように、場合によっては瞬間に毒となることもあるのです。食卓に喜びや感動や、美味しさ楽しさが示されなくては、ＮＫ細胞の活性化も免疫力を上げることもできません。

たとえば、昨日の夜のお食事はどうでしたか？

子供に何を作ってあげましたか？　どこで、何を食べましたか？　その時に心が嬉しいと感じましたか？　家族の団欒はありましたか？　ただただ、黙って召し上がっていませんでしたか？

このことが今問われているのです。

あの、アメリカでの少年乱射事件、あるいは神戸での少年による殺人事件……。なぜ子供がそうなるのか、なぜあそこまで残虐な行為が行われたか？

全部、寂しさなのです。誰が自分を愛してくれるのか？　誰が本当に自分の心をわかってくれるのか？　人間は、寂しかったら罪を犯すのです。

家庭の食卓を囲むというのは一番癒される時であり、また母親が一番愛情を示せる時でしょう。

今は女性も働きますから、時間がないという場合もあると思います。でも、どんなに忙しくても、愛情を示すことは忘れないでいただきたいのです。

「あなたのために作ったの」「ちょっと風邪気味だったから、今日の献立はこうしたの」という言葉だけでも、愛情は示すことができます。これは特権なのです。母親の、主婦の特権です。

私は毎晩、子供に「お昼は何を食べたの?」ときくのがクセになっています。それも、帰宅して椅子に腰を下ろすや否やきいていくものですから、子供は「昨日もきいたじゃない」「どうして毎晩きくの」などと言います。でもきいてあげたくなるのです。

私は、子供が何を食べてもいいのです。

本当は、私のように代替医療にも関わっていますと、食生活については立場上アドバイスすべきかもしれません。これは厚労省の言う添加物が入ってるからやめなさいとか。

けれど、そんなことは言いません。友達と大学の学生食堂で食べたり、勤め先で食べたり、それは自由です。管理しようと思っているわけではないのです。

一番ストレスの取れる食事の時間

少し前の新聞記事で、子供に「食卓の絵を描きなさい」と言ったら、何人もの子供が同じような絵を描いたということを読みました。それは、テレビがあって自分がいて、食卓にはお皿がたった一つ、という絵だったそうです。

子供は正直ですから、そのままを描いていたのでしょう。

私はその記事を見て、何が何でも皿数を増やそうと思いました。見栄ではなくて、食卓の寂しさを味わわせたくないと思ったのです。

一皿に盛れるものでも「このお皿には野菜だけ」というように分けてみたり、という具合です。そうしますと食卓についた時に、一見ぱっと賑やかに見えるでしょう。もちろん、私も食生活に関与していますから、いろいろ考えもします。まず腎臓に良い食べ物、カルシウムを摂るためのもの、ビタミン……でも、食卓ではそんな話はしません。

「ねえ、このお料理作るのにすごく時間がかかったんだけど、今日は寒かったから作ったのよ。ね、あんまり好きじゃないかもしれないけど、ほら、昨日ちょっと鼻が出てたでしょ?」

そうやって私は愛情をすごく押し付けているということを、自分でもわかっています。子供たちは聞いているのかいないのか、それはともかく「私はあなたたちを愛している」ということを伝えているのです。

二人の子供が、学校は皆勤賞だったと申しました。「なぜそんなに丈夫なのか」と聞かれましたが、たいしたことは何もしていないのです。

ただ、振り返って思い当たることと言えば、毎日子供たちのことを考えていたというだけです。学校から帰ってきた顔を見て「今日は何か悩んでいるのかしら」「今日は寂しそうに見えるな」と思ったら、献立を変えるとか。

これも母親の特権です。子供のNK細胞を活性化させたいと願って、お食事を作る。主婦だったらいくらでもできることです。

人は、愛されていることが一番の喜びになります。誰かから愛されていることで、人は一番安定します。私たちも愛されていないと思ったら虚しいでしょう。寂しいでしょう。

そんな時のお食事が美味しいですか？　悩んでいる時に、どんな美味しい料理が並んでもだめでしょう？

私は食事の時が、一番その人間のストレスを取れる時だと思っています。だから、家には子供が生まれた時から、食事をするところにはテレビを置いていません。

家族そろってテレビを見ながら食事して、何を食べたかわからない、昨日は何食べたんだっけ？　ということになると、これは問題です。愛情を示すところがないでしょう。

気がつけば、食べ物に対しても子供に対しても関心が薄くなっていきます。「ただいま」と帰ってきても「いつの間に帰ってきたのかしら？　勝手に冷蔵庫開けてる。何か飲んでるわ」という具合に。

母親が、身近な人たちが健全であるかどうかを、わからない、知らなかった、ではすまされません。大事なことは知って、きちっと管理してあげることが大切です。それは理論や医学的知識ということではなく、すぐにできることなのです。

「疲れているな」と感じたら、体を温める食べ物や飲み物を出すとか、そういう具体的なことです。それはつまり、愛情を示すことに他なりません。

たとえ、食材が外のもので、急に買ってきたものでも、忙しい時には仕方ないではありませんか。けれども、主婦はいくらでも演技できます。

「忙しくて時間がなかったから、お惣菜買ってきたの」と言っても良いのです。でも、そこで「このおかずが好きだと思って買ってきたのよ」と一言添えてあげれば、いくらでも愛情を示すことはできるでしょう。

皆様のお宅の食卓でも、どうぞ十分に愛情を示して、食事の時を家族のストレスが癒せる時間にしてあげて下さい。

体に良いもの・心に良いもの

私はガンを始めとするいろいろな病気の方にお会いする時、考えることはいつも一つです。どうしたら明るくなっていただけるか、それだけです。

糖尿病の方に会っても、「お好きだったら一緒に甘いもの食べましょう」などと言います。本当はいけないのですけれど。でも、カロリー計算して、心にそわないお食事をして、それで心が明るくなれますか？　楽しいですか？　そんなことばかりで、感動していただけますか？

甘いものを摂ると血糖値が上がるという心配もあるでしょうが、ほんの少しの甘いもので心が楽しくなれば、それで免疫力が高まって前向きになれるということも事実なのです。

世の中には、健康のための情報が氾濫しています。何を信じてどれを選択するかは自由です。でも、たくさんの情報の中から、何が正しくて何が間違っているか、何がその方にとって一番適切なのか、その選択を行わせるのも実はその時の血液の状態、血液の循環なんですね。これを的確にキャッチできるのが腎臓です。

でも、腎臓の機能が低下して血液の循環が悪くなっているかどうか、そんなことは医者でなくても顔色を見て目を見ればわかるでしょう？　子供の顔を毎日見ていれば、何をしてあげれば良いのか、今この子に何が必要なのか、おのずとわかります。

風邪が流行すると、免疫力の低下した人からすぐに負けていきます。食中毒で問題になったO－157もそうです。抗生物質を使った方たちが亡くなりましたが、よく一つ一つを見ていきますと、やはり免疫力が低下しているために起こった悲劇です。やはり、ここでも「愛情の力」というものが大切になってきます。

私はどこへ行っても、どんなお医者様方とご一緒しても同じことを申し上げているものですから、「中原はすぐに愛情、愛情って言う」と言われますが、最後には愛情が一番勝つのです。医師でもない、一介の主婦である私がおこがましいとは思いますが、それは確かな実感として持っているからこそ申し上げているのです。

食卓を喜びにしてあげてください

私も子供が生まれてから食への関心が高まり、自然農法の小麦粉を使ったお菓子などを、せっせと作っては満足していました。もちろん、子供たちのためにしているわけですから、自分でも愛情をいっぱい与えていると満足していたのです。

ところが、子供が小学校に入って遠足だという時に、私のところにやってきて、とても言いにくそうに言いました。「遠足の日だけ、外のお菓子を買っていいでしょう？」と。

私は「あら、どうして？　手作りのお菓子を皆にあげればいいじゃないの」と言ったのですが、「でも、形も悪いし色も悪いじゃない。だから、持って行くのが恥ずかしい」と応えました。これにはがっかりしましたけれど……。

「このお菓子は材料を選んで作っているから、外のものより体にいいのよ」などと説明しても「どうしても外のを買っていきたいの」と言うものですから、最後には私が折れました。

いくら親が頑張っても、なかなか子供は思い通りにいかないものです。けれどその時も、愛しているからなのだということは、伝えました。愛しているということを、食を通じて伝えていかなければいけないと思います。結果はどうあれ、きちんと。

この、食べるということ、食べる瞬間に、ああ美味しいと感じられることが喜びです。食べながら心の悲しみを軽くする、愛する人たちに囲まれて安心の時間をすごす喜び。

「食」というのは食材のことではなく、食事をする周囲の雰囲気や団欒の時間が重要なのです。これが、一番病気を跳ねのける力になります。

親の権利というものには、愛情しかありません。親が子に対して「ああしなさい、こうしなさい」という権利は一つもない、と私はいつも申し上げてきました。

自分が産んだ子供に対して、詫びることはたくさんあります。

まず、生まれ出る時には母親の胎毒を持って出てくれるのですから、母親は産むたびに元気になります。けれども、それを受け止めた子供たちはどうでしょう。新生児が生まれた時には免疫力が低く、血液だって胎毒のせいで濁っているかもしれない。

そのことを思えば、子供に尽くして当然です。

とかく親というのは、自分の都合で子供をすべて思い通りにしたがるものですが、そんな権利はありません。

親の権利というのは、子供を幸せにできること。

それならば、この部分については関与しよう、この部分は許してあげよう、と子供のために一つ一つを考えてあげなくてはいけません。

その中で、すべて親の責任と言えるのは「食べることに関して」ですが、これは当然のことです。

夕食や朝食の時間、子供たちはどういうふうに食べていたかな、食べながら喜んでいたかな、笑っていたかな、と思い出してみてください。

一番大事なのは心のゆとりを与えてあげることなのです。たとえば、おにぎり一つだって、外で買ってきたものと作ったものでは違います。それは、私たちの手のぬくもりで握ってあげるのだから当たり前です。では、それをしないのはなぜですか？

今、子供たちの心は疲れています。だから、お食事の時間を、食卓を、どうぞ喜びにしてあげてください。もし、一人で食事をしなくてはならない時も、心ゆたかに食卓に向かえるかな、本当に美味しく食べているかな、と考えてあげてください。

心をこめて出されたお食事は、体にも心にも良いものなのですから。

お母さんがまず、しなければならないこと

今、受験生を抱えているお母様たちも、たくさんいらっしゃると思います。もう、皆さん「わが子にぜひ頑張ってもらいたい」「今度こそ、試験に受かってもらおう」と、一生懸命でしょう。

私も、講演などで学校へ呼ばれるたびに「うちの子は記憶力が悪いんですが」「集中力がなくて勉強が続かない。どうしたらいいのでしょう？」といった相談をよく受けます。

皆様はシュタイナー教育[注⑧]というのをご存知でしょうか？

私はこの教育の考え方がたいへん好きで、うちの子供たちもシュタイナー教育について学んだ園長先生のおられる幼稚園へ入れていただきました。

今、日本では早期教育、英才教育というのが当たり前になってきましたが、そのことのデメリットも増えているようです。

シュタイナー教育では、早期教育とは全く逆で、小さいうちは頭に詰め込む勉強ということをしません。

脳の働きを活性化するためには、足の方に非常に大事な部分があるので、十歳くらいまでは下半身を思いっきり動かすことを奨励しています。そうすると、足を鍛えることで神経の働きも良くなり、結果としてその方が脳の発達を促すのだ、ということを説いて実践しているのです。
シュタイナーの考え方の中では、精神的な発達と身体的な発達を常に同じ視点で捉えていきます。ですから、病気というものの考え方も「ホリスティック医学」に近いものがあるのです。

注⑧〔シュタイナー教育〕
ドイツの思想家R・シュタイナーが開発した、独自の人間観に基づく教育体系。
シュタイナー教育では、人間には四つの構成体があるということを前提としている。
①物質体（〇歳）…母親の胎内から外へ誕生した時の、体そのもの。
②生命体（七歳程度）…引力に逆らって体を動かす力。成長や繁殖をつかさどる力。
③感情体（一四歳程度）…喜怒哀楽や快・不快などの感情。
④自我（二一歳程度）…考えたり話したりする力。自分という意識を持っていること。
①については目に見えるが、②～④については、おおむねカッコ内に書かれた年齢の頃までに完成すると考えられている。
これに基づいて、それぞれの時期の子供には与えるべき教育的課題がある、と言われる。

①〇歳～七歳位まで…この時期は身体機能が十分に健全に働くようにしてやる。これらはやがて意志力や行動力を生み出す源となる。

②七歳～一四歳位まで…この時期は芸術的な刺激を与えて、世界を美的に感じ取らせる。これらは豊かな感情を持つために必要である。

③一四歳～二一歳位まで…この時期になって、抽象概念、思考能力によって、統括的な世界観をもてるようにする。つまり思考力・知力・判断力が完成する。

成長に応じた指導が行われることで、正しいステップアップがなされれば、独立した人間としての自由を獲得できる、という理論である。

成績を上げることの前に

先日、カウンセリングに見えた親子のお話です。

そのお子さんはたいへん優秀で、生徒会の中枢で活動をしていたような女子高生でした。ところが、この夏にテストの成績がぐんと落ちて、全部赤点を取ってしまったと言うのです。

私がお会いした時にはもう後一週間しか夏休みが残っていないという時期だったのですが、成績の低下ということがあってから、親子でずっと悩んでいたのです。本当ならば、高校生にとって夏休みは楽しい楽しい時間のはずなのに、この子にとっては大変辛い日々であったと思います。

話を聞いてみますと、この子は夏休みの前あたりに大変陰湿ないじめを受けたということでした。とても怖い思いをしたのだと、泣きながらぽつりぽつりと話してくれました。

その子も、そしてお母様も泣いておられました。こうなるともう、成績だけではない、心も体も全部低下します。

こんな時に、一つ一つを見ているだけでは解決しません。学校でのいじめだけを解決しようとか、体の具合がすぐれないから病院へ行こうとか、別々に取り組むだけでは本当の意味での解決にはならないのです。

このお子さんの場合は高校二年生という時期で、受験を控えた大事なこの夏、赤点を取ったという事実だけでも、非常に痛手を負っています。なのに、陰湿ないじめから立ち上がれなくなっている。つまりは、いじめられているというストレスが、学習意欲も健康も、すべてを低下させてしまったのです。

カウンセリングに見えたのは、夏休みももうあと一週間という時ですから、今度は「九月一日が怖い」と言います。

私は、どう言ってあげればこの子が立ち上がってくれるだろうかと考えました。「いじめてる子の名前は?」と聞きますと、その子は答えてくれました。私は「必ずあなたを守ってあげる。一緒に歩みます。何かあれば必ず手伝うから。だから後一週間しかないこの夏休みを、どうぞ楽しく過ごしてね」と言いました。

あまりに辛かったこの長い夏休みを考えると、せめて最後の一週間だけでも思い切り好きなことをして楽しんでほしいと思ったのです。

でも、この女の子のお母様は「いえ、全部赤点を取ってしまったので、この子は勉強しなくてはいけないのです」と、そばで言います。

私は「何を言っているのですか?」と思わずお母様に言いました。

そんなお母さまも、わが子をかわいそうと思っても、どうしたらいいのか涙するばかりです。

この子の家庭では、この一人の子供の悲しみによって家族全部が立ち上がれなくなっていました。妹は「何でお姉ちゃんは毎日泣いているの？」と、不安な思いがつのって一緒に泣いていたといいます。家族全部に悲しみのストレスが波及していたことになります。

こんな時に、その子供の悲しみを軽くしてあげられるのは、そばにいる家族なのに。外でどんなにストレスがあっても、家庭の中で次の朝までに取り除いてあげれば免疫力は低下しません。

お母様が泣かないで、子供の腎臓機能を高めるような、免疫力を上げるようなお食事を作ってあげて、そうして血流を良くしてあげることの方が先です。血流が良くなれば、脳に行く血液も浄化されてしっかりしたものになります。そうなれば、当たり前に集中力・記憶力というものは上がってくるのです。また、悲しみを消化する力もつきます。

免疫力は愛

受験生のお子さんがいたら、どうぞ明るい声で励ましてあげてください。勉強を始めて三十分もたったら、「あなた、少し休みなさいな」と声をかけてあげてください。

人間の集中力なんて、そんなに長く持続するものではありません。三十分経ったら少し休ませるくらいの方が、能率的です。十五分ほど休んでから、また再開。この繰り返しなら耐えられるのです。こうして、集中力も培われます。集中力が身につけば、自然に記憶力もアップする、そういうものなのです。

中には「うちの子はお勉強を始めると三時間は頑張るんですよ」などと自慢なさる方もありますが、そんなお話を聞くと、私は「大丈夫かしら？」と思ってしまいます。どこかで無理がきているはずですから。

この、免疫力を上げて集中力を高めるというのは、実は私、わが子で実験いたしました。私には二人の子供がおりますが、受験を控えた時期に実践したのです。受験の時には、皆同じように勉強をするわけですから、自分が学習した範囲のことがしっかり頭に入っていて、それをうまく引き出せばよいのです。引き出す時に、何かストレスがあったり、何かネックになるようなことがあると、失敗します。

私は、熱が出たりお腹が痛くなったり、という状態を特別なことだとは思いません。今、痛い、苦しい、ということは、それをそのまま次の体に移行していけば良いことなのです。

今ある状態が特別におかしいことではない。そう考えた方が、健康な体に戻れます。私がこうした考えを持つようになったのは、たくさんの障害を持った方たちとご一緒していたからかもしれません。障害を持っている、その状態は決して特別なことではない。だから障害者の方も健常者であるわが子も、同じように対応しようと考えたのです。

成績そのものに焦点を当てると、「上がった、下がった」ということだけに気をとられます。子供たちに「なぜ勉強できないの？」「なぜ集中できないの？」というようなことを言えば、それがストレスとなって確実に免疫力は低下します。成績に焦点を合わせると、逆効果になることの方が多いのです。

お腹が痛いと言ったら、お腹が痛いというところに焦点を合わせるのではなくて、その状態を変えられる免疫力の方に焦点を合わせれば良いのです。

そうすれば、体も頭も健康になって、集中力・記憶力ともに高まります。

私は、子供の受験が近くなった時に、お台所に「絶対怒らない」と書いて、毎日見ていました。母親をしていますと、毎日怒りたくなることって山ほどあるでしょう？本当は子供に向かって「何をやっているの、こうでしょう」などと言いたいのです。けれど、私の頭の中には「免疫力は愛」ということが常にありました。

ですから、子供の免疫力を下げるようなことをすれば病気になるのです。つまり怒っていられないわけです。それで、ちょっと悪い点数なんかとってきても「次に頑張ればいいじゃない」と、もう「忍」の一字です。許すことは愛なのです。それで二人とも受験を無事終えることができました。

何とも不思議なことですが、理論的にも現実的にもそうなるということです。

第6章

心は言葉で動きます

自律神経をコントロールする

自律神経失調症[注⑨]という病名は、皆様もどこかでお聞きになったことがあると思います。ちょっとこの頃憂鬱だなあ、と思ったり、何となく自分だけ疎外感を感じたりする。そんな時に病院へ行ってＣＴスキャンにかかったり、ＭＲＩで撮影しても、結果は異常なし、ということになる。この、自律神経失調症と言われる方たちが今、とても多いと聞きます。

何でじっとしているのでしょう？　何で静かにしているのでしょう？　何で家から出るのも嫌だというのでしょう？

理由を聞いても、何も言わずに黙ってじっと見ているだけです。食欲もないし、自分だけの世界に入ってしまっているようで答えてくれません。

これは、一人一人がストレスを抱えている状態です。

肉体的にはどこもおかしくないのに、症状だけがある。検査の結果は「異常なし」

だけれど、何となく気持ちが滅入るし、外にも出たくないし人にも会いたくない。そういう状態を単なる気分の問題だと思ってしまうと、これは怖いことになります。

神経が司っている部分というのは、とても大きいのです。

血液が濁っていたり、血流が滞っていると免疫力が低下すると申し上げましたが、この血液に直接の影響を受けるのが神経なのです。

具体的に、何か心配事・悩み事、また自分のことだけでなくどなたかのことで心配事がある時、人は非常に神経を使っています。人間の体というのは、使っているところに「毒素」が溜まるようにできていますから、常時神経を使っていれば確実に血液の方へ影響が出ます。

「じゃあ、どうしたらいいの？」ということになっても、物理的な医学だけではわからないというのが実情です。

注⑨〔自律神経失調症〕
自律神経は、内臓や血管などに分布していて、生命を維持するために必要な機能を無意識のうちに調節するもの。呼吸、消化吸収、排泄、分泌、生殖などの機能がこれにあたる。自律神経は、普通「交感神経」と「副交感神経」がバランスを取りながら作用しているが、おもに心因性のものが原因でバランスを崩してしまう状態を「自律神経失調症」と呼ぶことが多い。

キレてしまう理由

自律神経をコントロールできなくなって、自殺願望にまで発展してしまうなんていう危険な状態も、今とても増えてきています。

たくさんの残虐な事件も、神経系統に原因があるという場合が多いでしょう。

何でもないことが大変なマイナスのエネルギーを生んでしまうのです。今は「キレる」と言いますね。これも血液の状態に関係しています。

たとえばお子さんに、暑いからと言って、冷たくて甘い缶ジュースを好きなだけ飲ませたらどうなりますか?

缶ジュースは二本も飲めば血糖値が上がって高血糖になります。そうなると、人間の体は血糖を下げようとして大量のインシュリン[注⑩]を放出することになります。急激に放出されたインシュリンは一生懸命血糖を下げますが、ここで今度は低血糖[注⑪]の状態になってしまいます。瞬間的に低血糖の状態になった時、人は「キレてしまう」のです。

そうして血糖値の急激な変化を繰り返し、腎臓の機能が低下したら、頭に行く血液も浄化できなくなって、神経をやられます。

神経を病むと、やはり免疫力も低下してしまうのです。

このような減少は子供のみならず、大人にも同じように症状が現れています。

そんな時、誰がケアできるかと言ったら、やはり家庭なのです。けれど、訴えてくる時に気づかない、忙しいからと言ってきちんと向き合うことをしない。心配しているように見えて、実はたいへんなストレスを与えていることに気づかない。そういったことが問題なのです。

私は折に触れて「免疫力を高めましょう」と申し上げますが、そのためには、相手を喜ばせてあげよう、嬉しいと言ってもらえるようなことをしよう、感動させてあげよう、ということを必ずお伝えします。

何か問題が起きたという場合は、この逆をしていたということが多いのです。家庭でも学校でも社会でも、このことをほんの少しお考えいただけたら、ストレスはぐんと少なくなるはずです。そうすればストレス社会などということも、言われなくて済みます。

心の安全は、ちょっとした気遣いで守れるものなのですから。

私は、お子さんをお持ちのお母様に、何か問題があると思ってもすぐに神経科に連れて行ってはいけません、といつも言っています。

それは、子供さんに「お母さんは自分のことをおかしいと思っているのだ」と、そんなことを思わせないでほしいからです。

もし神経科にどうしても相談したいと思ったら、親だけで行ってほしい、私に電話で相談する時も、そばに子供がいない時にしてください、と申し上げております。

子供には「自分は元気で、どこもおかしくないのだ」と思わせてあげることが、一番免疫力を高くするのです。親には、子供にそう思わせる義務があります。子供の前で泣いてはいけません。

注⑩〔インシュリン〕
膵臓から分泌されるホルモン。血糖の量を低下させる働きがあり、このホルモンが少なくなると血液中の糖分が増える糖尿病になる。

注⑪〔低血糖〕
通常は一定値に保たれている血糖値が、何らかの理由で著しく低下した時に起こるのが低血糖症。（糖尿病治療などでインシュリンが多く放出されすぎて起こる）
低血糖の初期症状は、交感神経が緊張することによって現れることが多い。
症状は段階的に現れるが、その順番は以下のとおり。
①空腹感　②あくび　③脱力感　④頭が重いと感じる　⑤冷や汗　⑥ふるえ　⑦動悸　⑧痙攣
⑨性格の変化（凶暴化・愚鈍化）　⑩意識障害
一五歳未満の子供に現れる糖尿病を「小児糖尿病」と呼ぶが、最近では、大人の社会を反映して過食・運動不足・ストレスなどで起こる「インシュリン非依存型糖尿病」が急増している。

悲しみを予防する毎日の言葉

今は心の病と共に青少年の犯罪が増えています。それも、普段はとても良い子で一生懸命勉強するような子が、突然事件を起こすケースが後を絶ちません。

突然、殺人などを犯して加害者になってしまうのです。そんな時に、何か事が起こってから「あなたが悪いのよ」と言ったところで、意味のないことです。

事件が起きる前に、何かに気づき、ケアができていたら、もし、事前に問題を起こした子供の血液を考えることができていたら、間違いなく免疫力が低下していたことがわかって、きっと何とかしてあげられたでしょう。そしてさらに綿密に調べていけば、その子がどんな言葉をかけられて育っていたのか、というところにもかかわっていたことがわかるでしょう。

たとえば母親が使っていた言葉、「こうするのよ」「こうなのよ」という言葉に、その子供がどれほどストレスを感じていたか。あるいは子供の「ねぇねぇ」という呼びかけには答えず、「ああしなさい」「こうしなさい」と命令だけしていたのではないか、などなど。

お母さんが自分のことを愛してくれていないのではないかと思ったら、寂しくて、悲しくて子供の免疫力は驚くほど低下します。

「うちの子はどうしてこんなに病気がちなのかしら」と悩んでいるお母様は、子供の免疫力が低下したら病気になるということを考えてください。

私たちは病気になった方を前にして、どうしてあげたら、どんな言葉をかけてあげたら良いのか、と考えます。でも、言葉というものは、毎日の生活の中に必ずあるものです。何気ない呼びかけや、ちょっとした接し方、これらもすべて言葉にかかわるものです。

私は青少年の問題についてもカウンセリングをしますが、たとえば事件を起こした子供も起こされた子供も、全部が被害者であると言っております。

何か事件があると、マスコミの報道と同じように、皆さんも「何てひどい子なの。

何でこんなことをやったの」と思われるでしょう?

私は、ひどいことをした子供とその母親、つまり加害者側とお会いします。話を聞いてみると、「寂しかった。誰も相手にしてくれなかった。自分の気持ちを何度も親に言った。そしたら、すぐに精神病院に連れていかれた。親は自分のことを、そういうふうに見てるのだと思った」という具合に、その子供の発言は全部親に向かっているのです。

母親の方は「だってあの時は、ああだったでしょう」「今は、こうじゃないの」と説明をしますが、子供はただ憎々しい目で母親を見ています。

家庭の中で起こったやり取り、周りの対応のあり方、それが全て問われてきているのだと、私は思っております。

確かに加害者になった子供は悪いし、法律上も許されることではありません。犯した罪については、きちんと裁きを受けなくてはなりません。しかし、そういうことになった時に、もっとも悲しむのは、一番愛していると思っていた母親のはずです。

ところが、子供の方は愛を感じられるような優しい言葉や、癒しの言葉を聞いて育っていない。これは母親の責任です。子供は加害者になる前に、被害者でもあったわけです。

私たちのカウンセリングは医療の専門家と組んで行いますので、具体的に症例を見ながら、こういう体質の人にはこのワクチンで良いか、というように考えてまいります。

けれども、第一のケアは「心」です。そして心は言葉で動きます。

悲しませるか、明るい気持ちにさせるか、大丈夫と言ってあげられるか。言葉によって血液の状態は大きく変わるのです。

今、代替医療のいくつかはイギリスで予防医学として認知されています。病気になる前に血液を正常にしてあげよう、予防してあげようということです。

そのためには、何の資格もいらない、ただそばにいる母親である私たち、家族である私たちでも、できることなのです。

セイフティゾーンを広げるために

医療を施す上で、免疫力を高くできる安全な領域のことをセイフティゾーンと言いますが、それを常に高く保持できる人というのは、そう多くありません。ほんのわずかです。けれども、自分で免疫力を高く維持する方法を知って、ぜひなさるべきでしょう。

それは、簡単に言ってしまえば演技することです。まず、自分で自分のことを「私は元気！」と言ってしまうのです。「私、頭が痛いの」「腰が痛いの」と言っても、誰も元気にはならないし、自分自身も暗くなってしまいます。

私は自分のことを「もう、すごく健康。免疫力も高いのです」と、しょっちゅう言っておりますが、私だって本当は具合の悪い日もあるわけです。

ある時、風邪をひいてしまったのですが、その日もセミナーをお約束していました。

急に中止しますとも言えない状態でしたので出かけて行きましたが、お話している最中も鼻水が止まらなくて、「失礼します」と言いながらやっと終えました。

セミナーの時はいつも、内容をテープに録っていただくのですが、その日のテープを聴いた方から「今回のテープの声は暗かったのですが、何かご病気ですか?」と心配して電話をいただいてしまいました。

私は熱が出ると、四〇度くらいに上がります。熱のために汗が出ますが、その汗がお煎餅のような匂いなのです。これは、若い時に心臓弁膜症の治療で使った薬のせいだとわかっております。

もう死ぬかもしれないと言われて、たくさん薬を使いましたから、その時の化学物質が残留しているのです。また、汗の中に残留していたものが出てくると、体が痒くなってくる。でもそれは、私の体の自然治癒力が働いているからだと思っています。

主婦ですから、私は風邪をひいていてもお料理はするし、お洗濯もお掃除も全部いたします。家族に「私、具合が悪いの」と言ってはいられません。

なぜかと言いますと、私はいつも子供たちに「大丈夫よ」「何があっても必ず守ってあげる」と言い続けてきたからです。本当は、子供たちが学校で何かあっても全部守れるわけではありません。離れているのですから。

けれど、子供たちに安心は与えられます。ですから「元気」という演技は、家族への愛なのです。

「大丈夫よ」と言うことで、間違いなく子供たちの免疫力は高まる、と私は確信して実感しておりました。

私がもし、主人や子供の前で咳でもすれば心配するでしょう。ですから私は、家族の前ではいつも、咳一つにも気を遣ってしまいます。家族に「大丈夫よ」と言ってあげられれば、それだけでこちらの免疫力はぐんと高まるのですから。自分で自分のセイフティゾーンは広げることができるのです。

心の安全を守るために必要なセイフティネットも、自分の免疫力を高めるセイフティゾーンも、どちらも心の救いになります。そして何より、ストレス社会から心を守る具体的な視点として、覚えておいていただきたいと思います。

アルファ波が共鳴する人間関係

私たちが普段の生活の中で活動している時、最も多く出ている脳波[注⑫]をβ（ベータ）波と呼びます。それはおもに仕事をしている時や目的のために移動している、などの緊張を伴う場面が多いものです。神経を使って考えながら動いている、といった状態でしょうか。いわゆる左脳を使っている状態です。

ところが、右脳を使っている時にはα（アルファ）波の方がよく出ているそうです。アルファ波は、ベータ波よりも脳波が一〇ヘルツくらい下がった状態のことで、周波数で言いますと八ヘルツから一四ヘルツ。これは、人間がリラックスして心地よいという状態の時に表れます。

よく受験生にクラシックを聞かせてアルファ波の状態にしましょう、などと言いますが、なぜそれがいいのでしょうか？

心地よい音楽を聞かせると右脳が刺激されますのでアルファ波が出ます。そしてアルファ波が出る時には精神もリラックスして心地よいのですから、この状態にある人は免疫力も高く、血流もたいへん良くなります。そうすると集中力や記憶力も優れていくのです。

車の運転をしている時なども、アルファ波の出る音楽を聴きながらという方がいらっしゃいますね。

これは、運転をしているという緊張状態、非常にベータ波を出している状態からアルファ波に変えて、心穏やかにハンドルを握ろうということです。

もし皆様の家庭にアルファ波がみなぎっていたら、あるいはいつもアルファ波が出るような良い状態だったら、夫婦喧嘩やうるさい騒ぎ方は起きないはずです。

アルファ波が出ている時というのは、緊張してピリピリした状態よりもヘルツが下がってちょうどいい状態のことですから、共に心地よい関係が築けます。

今はストレス社会と言われていますから、西洋医学がアルファ波ということに焦点を合わせてきたというのも、非常に理に適ったことです。

医学が「心」に焦点を合わせてきましたが、それは皆が常に心地よいアルファ波の状態ならば健康でいられるということでもあります。

けれど、ストレス社会の中で生きていくということは、それだけで大変なこと。自分の力だけではねのけられない、心が萎えてしまう、という時に、アルファ波の状態まで持っていくには「力」が必要です。

「大丈夫なんだ！」と心を奮い立たせていく力が、人間にはあるのです。

注⑫〔脳波〕
脳が活動する時に脳細胞から発生する微弱な電気のこと。これを測定することで、精神の活動状況を数値で見ることができる。単位はヘルツ。ヘルツは振動数・周波数の単位。一秒間にn回の振動をする場合、nヘルツというように表す。ちなみにアルファ波は一秒間に八〜一四回振動している。

瞬時にアルファ波に変える愛のエネルギー

結婚前に、私と妹が二人で可愛がっていたマルチーズがいました。折々の予防注射なども受けて、健康にも気を配って飼っていたのです。ところが、四日ほどの旅行から戻ってきたら、様子がおかしい。近くの獣医さんで診せたら「ジステンパー」と言われました。

三日後、そのマルチーズは急に夜中の庭を駆け回り、私と妹の前にぴたりと座ってジッと二人の目を見つめたかと思うと、そのまま事切れてしまったのです。

獣医さんには「死因はホームシックです」と言われました。ショックでした。私と妹は旅行に行きましたが、家には同じように可愛がっている両親もいたのです。それでも、寂しかったのでしょう。

犬の心が寂しさに萎えて、免疫力が落ちて、ジステンパーという病気をはねのけることができなかったのでしょう。すべてが低下していったわけです。

このように、免疫力というのはちょっとしたことで左右されることがわかりました。家庭の中でアルファ波の状態をつくるというのは、血液のケアや免疫力のアップにもつながることです。

心がアルファ波を出すような音楽を聴けば「ああ、何だかゆったりした気持ちになってきたなあ。さっきはあんなに主人と喧嘩しちゃったけど、もう許そうかな」とか、「子供は勝手なことばっかり言っているけど、まあ、いいか」という気持ちにもなります。それだけで、免疫力が上がっていきます。

私たちはこうしてストレス社会に生きていますが、考え方ひとつでいくらでも免疫力を高めることはできますし、アルファ波の出るような良い状態に自分を持って行くこともできます。さらに、今は世の中に「アルファ波の出る音楽」や「アルファ波の出る映像」などが、いくらでもありますし、この先ももっといろいろなものが提示されてくると思います。

これとは逆に、血流を一番悪くさせて免疫力を低下させるのは、人を憎んだり恨んだり、自分だけが不幸だと思い込んだりすること。これが免疫力を下げて血を濁らせ、病気を引き起こすのです。ですから、そうならないように自分を変えていくことも必要です。

私のしております代替医療では、瞬時にアルファ波に変わりますが、太陽が万人全てを照らすように、愛というエネルギーの力は太陽の輝きであり、人間の心を平穏にする光なのです。

喜びや安心を実感できている時には、人はアルファ波を出しますし、アルファ波の状態の時には人を愛せるのです。つまり、「人を愛する心になれる」というのが、アルファ波の状態です。

アルファ波が共鳴しあって、それぞれが愛を行える人間関係を築いていくために、この世に素晴らしい愛のエネルギーがあるのです。

心の知能指数EQを高めよう

前にベストセラーの本が出たこともありますので、皆様もどこかで、「EQ」[注⑬]という言葉をお聞きになったことがあると思います。

「ＥＱ」というのは別名「心の知能指数」と呼ばれていて、簡単に言うと、自分の感情をきちんと良い方向に高めた上で、他人と円満なコミュニケーションをとることができるかどうか、そういった能力を表す指数のことです。

「ＩＱ」（知能指数）に対する言葉としての「ＥＱ」（EmotionalQuality 情動指数）です。

これまでは知能や学歴のことを考えましたので、どうしてもＩＱの方に価値を置いてきました。そして、それが人の評価をする時の一つの判断基準でもあったわけです。けれども、価値観というものはやはり時代によって変化していきますし、特に二〇世紀から二一世紀へ移行したことで、かなり変わってきたと思います。

医学の世界でも、これまで数値的な判断基準だけで対症療法を行ってきたのが、心の部分に目を向けてきている。これも、ＩＱからＥＱへと変化する価値判断基準を表した一つの例だと思っています。

ＥＱのＥはEmotion、いわゆる情動や感情といったことですが、ここに社会全体が価値を置くようになってきているのだと思います。

これまでは社員採用一つにしても、ＩＱでまず判断していたのが、ＥＱの方を重視するという会社が七五％にものぼるというデータが出ています。心で判断していくことの価値が身についていないとその人間を生かしきれない、というようにとらえているのです。

先日も「大学をいい成績で出た自分がなぜ採用試験に落ちたのかと言うと、たぶんＥＱが悪かったんだろう」というような手記を読みましたが、本当にそういう考え方が広く普及してきています。

確かに、一生懸命勉強して立派な成績を取るのも大事なことですし、素晴らしいことですが、それだけでは人間性を判断する材料にはなりません。生きているということの、どこに視点を置くか。ＥＱにはその人の人生の視点が表れるのです。

つまり、心というものを大事にする、思いやりを持って人と接することのできる人間でないと、「協調・共生の時代」と言われる二一世紀は創造できない。社会全体の価値観がこのように変わってきているのです。

ＥＱ、即ち感情・情動というものは血液と密着したものです。二一世紀に生きる価値観が、血液を考える代替医療の重要性をＥＱと共に考える、ということを明確にしたのです。

私も含めて受験戦争などという言葉と一緒に育ってきた世代は、いかにＩＱを高くするかということをめざしてきました。けれど、はたしてそれで幸せだったでしょうか。

よく「五月病」ということでカウンセリングさせていただくことがありますが、受験に合格して揚々として入った学校なのに、突然の精神疾患や登校拒否ということが起こるのです。

学校でも会社でも、新しい環境になじめない時期のストレスというのは誰でもあります。そこで立ち止まった時にストレスが重なって、免疫力が低下してしまう。そこで「五月病」と呼ばれるような症状を抱えてしまうのです。こういう人は、ＥＱも低下していきます。

私は自分で免疫力が高いと思っている、と申し上げましたが、同時にEQも高いと思っております。それは、長い間のボランティア活動で、くじけない、泣かない、倒れない、というようなトレーニングを充分させていただいているからです。

悲しんでいる方々のたくさんの涙を見てきましたので、どうしてあげたら良いか、何を言ってあげたら良いか、学ぶことができました。これがEQの世界です。代替医療の世界です。

この世のあらゆることに対応していく時に、自分一人だと思うと人は孤独に勝てません。ですから私は、末期ガンの方に対しても「大丈夫です。ご一緒に出発しましょう」と申し上げます。

この言葉やこの目で、どんなにその人を思っているかを伝え、相手の方がそれを感じ取って「そうなんだ、自分は大丈夫かもしれない！」と思ってくださるようにいたします。だからこそ、EQの世界というのは偽れません。つまり、それは愛なのです。

注⑬〔EQ：EmotionalQuality 情動指数〕
一般的に、自己認識能力・自己コントロール能力・共感性・コミュニケーション能力・柔軟性・楽観性の六つの観点から計測される指数のこと。
ＩＱと違い、ＥＱの値は遺伝や環境の影響などによって、上がったり下がったり変化する。

人を思い自分も生かす生き方

いま、悲しみや辛さで動かなくなっている血液を、大きく動かせるのはＥＱの世界しかないのではないでしょうか。

医者が「あなたはここの数値がこうだから、○○の薬を飲んでください」と数字を示したところで、心までは救われません。それは数字の判断だけで、患者に何も喜びを与えていないからです。

言葉や数字は左脳で理解するものですが、ＥＱの世界は感情の世界ですから、右脳が活発に動きます。そして右脳が動くと、免疫力も高まるのです。喜びや感動を分かち合うことで右脳も活発になって、ＥＱの世界へスムーズに誘ってあげられるのです。

ただ、ここで気をつけなければならないのは、自分自身が信頼される人間になっていなければ、どんな言葉も感動も空回りするということ。悲しんでいる人を自分は一生懸命慰めているのに、「あなたに言われてもね」と聞いてくれなかったら意味がありません。

だから、私たちが平素から信頼される人間でなければ、他の人の血液を大きく動かして変わっていただくことはできないのです。

先ほど、企業がＥＱの高い人を採用するようになったと申し上げました。どうしてかというと、協調していける「和」の精神が求められているからです。

二一世紀は愛の時代と言われ、自分だけ仕事ができる、自分が頭角を現すことだけを考える、そういう利己的な人間はいらないのです。人と協調できて和をつくれる人間でなければ企業も伸びない、というところに社会が着目してきています。

「思いやり」と、相手の方が本当に何を悲しんでいるのかを理解して「慈しむ心」、その大切さが医療の場でも社会の中でも、認識されてきているのです。

もし世の中が思いやりにあふれていて、お互いに協調してやって行こう、人と争うのではなくて褒め称えてあげよう、と皆がそのような心であれば、子供にも「あなた、人に負けちゃ駄目よ。塾に行きなさい。勉強しなさい」とは言わないでしょう。言われた方は免疫力が下がるし、かえって気持ちもそがれます。

ＥＱの高い家庭、思いやりがあって優しくて、許してくれる家庭、そういった家庭のお子さんは血液の状態も血流も良いため、記憶力も集中力も高いのです。血流を悪くするストレスがないからです。

思いやりや愛情や和する心があれば、ストレスは少なくなります。いじめるよりも仲良くしよう、とがめるより許そう、ガミガミ怒鳴らずに優しく言おう、それがどれだけストレスを軽減することでしょう。

ＥＱのＥは情動であり、感情であり、思いやりです。とすれば、感情豊かで思いやりの心のある人がＥＱの高い人間ということになります。

ＥＱというのは、生きるうえで一番中心になる価値観だったのです。つまり、ここに焦点を合わせなければ、人間は幸福感を得られません。この価値の大切さをよく理解して、皆様もＥＱの高い生き方をなさっていただきたいと思います。

第7章

幸せに生ききるために

免疫力をアップする介護

今、日本の高齢者で床についておられる、いわゆる「寝たきり」と呼ばれる方は三三％以上と言われています。アメリカなどでは六・五％くらい、福祉対策が整っているスウェーデンでは四％くらいだと思います。

そういう方たちが本当に明るくなっていただける介護とは、どういうものでしょうか。

寝たきりが長くて床ずれになって、一人で窓から外を見て「寂しい」と言っている。こういう方々には、どうしたら免疫力を上げてもらえるのでしょうか？　一人ではなかなか難しいことです。やはり、誰かの手助けが必要になります。

寝たきりで、寂しくて泣いているような方は、もうそれだけで免疫力が完全に低下した状態なのです。このままだったら、健康な人にとっては取るに足らないような菌にもすぐにやられてしまいます。

免疫力を高めて、そんな何でもない菌に負けないようにしてさしあげる。私の考える介護はそこにあります。

私は自宅でケアの電話を受けておりますが、精神疾患の方は昼夜が逆転してしまっているることが多いので、午前三時くらいまでかかることがよくあります。昼間は寝ていて、夜になると起きていて訴えてこられるのです。そして、お年寄りの方も二時・三時という時間帯が多いのです。これは早くに目が覚めてしまうからです。

「眠れないんでございます」というおばあちゃまに、ケアしてさしあげて「こういう風に痛むんですね？」と申し上げると、「あっ、わかってくれたのですね！」と嬉しそうにおっしゃいます。家族は誰もわかってくれない、と。

私が「もうわかっていますから心配しないで。大丈夫ですから、もうやすみましょうね」と答えると、だんだんにその声が違ってきます。最初に「○○でございますが」と不安そうにかけてきた時の声とは、くらべものにならないほど落ち着いて、お元気そうな声になります。

私がここでしていることと言ったら「わかりました。大丈夫ですよ」と何度も言っているだけです。でも、これだけで免疫力が上がって、血流が良くなったことがわかります。私が何をしているのかというと、これも「介護」なのです。

介護とは立ち上がれない心に光を入れること

年をとれば、誰だっていつか病気になります。そしていつか死を迎えます。でも、その時にどれほど寂しい気持ちになりますか？　その心を思いやることができなければ、介護はできません。

私たちのスタッフは、今までとても悲しんだことのある人、大きな疾患を経験した人、立ち上がれないほど苦しんだ人がほとんどです。また、そういった人しかスタッフにしていないのです。なぜなら、自分が立ち上がれなかった時の気持ちがお役に立つからです。

寂しくてどうしようもなかった時に、自分はどれだけ辛かったか、と同時に、そこからどうやって立ち上がれるようになったのか、それを知っているのは、やはり経験者です。

人が心を奮い立たせて立ち上がっていくきっかけというのは、間違いなく誰かの言葉なのです。だったら他の方にもそれをしてあげればいい、と私はいつも言っています。

介護とは、立ち上がれない心に光を入れることで免疫力を高め、健康に向かっていってもらうことなのですから。

これまで西洋医学がしてきて、できなかった部分は、ここなのです。それは心のケアであり、心を介護することです。

今は、新聞・雑誌やいろいろなメディアで「こうすれば免疫力が上がる」「これを食べれば体質が変わる」という情報を、皆様あちこちでご覧になるでしょう。それらは確かに有効かもしれませんが、今現実に免疫力の低下している人に向かって、「あなた、これを食べなさい」「これを作りなさい」と言っても、それすらできないことが多いのです。何より心が萎えているのですから。

介護というのは、誰がそれを行うかというのが大きなポイントです。誰が、その人と同じ土俵に立ってあげられるか、なのです。一般論で片付くことではありません。

私が、埼玉のある施設で「老人介護」についてお話をさせていただいた時、質疑応答の時間に、あるお嫁さんから「なぜ、あんな意地悪な姑に尽くさないといけないのですか。もう、私はこれ以上できません」と言われたことがあります。

「元気な時にはさんざん好き勝手なことをして私をいじめて、今床に伏したからと言って、どうしてそれまでのことを許せるでしょう」と。

でも、そのお姑さんは誰かの介護なしには動けない状況です。現実にこういう環境にある方で、本当に健康で心も明るい方というのはわずかだと思います。このお嫁さんもまた、免疫力が低下していたはずです。

免疫力は心に比例しています。辛い思いをした時に、萎えてくる自分の心を高め、免疫力を上げるようにコントロールして、それができた方なら、恨みながら介護するような辛いことにはならなかったでしょう。

ですからこういう方には、いつも申し上げます。

「少しずつ、わずかずつでもいいのです。悲しかったこと、苦しかったことを脇に置けませんか？　あなたはこれだけ耐えてきて、これから幸せをつかむ時です。せっかくこれからの時に、『許せない』と言って、自分の免疫力を下げることはありません。今は愛せなくてもいいのです。一歩手前の許す心を、なんとか育んで、自身の健康を守りましょう。それは家庭のためなのです」と、お願いしているのです。

長寿社会のクオリティ・オブ・ライフ

これからの時代は、キーワードとして高齢化社会・長寿社会というものがあります。そして、その中で、クオリティ・オブ・ライフ、つまり「質の高い生き方」が求められてきます。

「高齢化社会」ということが言われ出してずいぶん時が経っておりますので、皆様の中には「私は若い頃からきちんと計画していました。年をとってもお金には困りません。子供たちも、もう家庭を持っていますから安心です」と、その時のために準備されている方も大勢いらっしゃると思います。素晴らしいことです。

でも、そうやって何もかも安心のはずなのに、なぜ年をとってからストレスを感じて、自殺までするような人々がいるのでしょうか？

今、自殺願望を持った高齢者が増えていると言われています。私もカウンセリングをさせていただいていますが、非常に多いのが「精神が萎えている」ということです。自分は必要とされていないのではないかという被害意識から始まって、最後には命まで絶つようなことになりかねないのです。

今、皆様の目の前に子供や家族がいたとすると、この子たちのためにもまだ働かなくちゃ、あれもこれもと、することがたくさんあるでしょう。けれど、ある年齢になって、周囲に面倒を見てもらうようになると、別に何もしなくても生きていかれます。ここが大きな落とし穴です。

人は、この「寂しさ」というものに勝てません。

自殺が未遂に終わった方をカウンセリングさせていただくと、自殺をしようとする前には必ず誰かに電話をかけています。

そして、誰も電話に出ないと「誰も自分のことを待っていないのだ。自分は一人なのだ」と思い込む。そんな簡単なことが、そのまま引き金になってしまうのです。たまたま家に家族がいなくて、誰も電話に出なかったというだけで……。

家族はみんな元気で、それぞれにやっている。だから自分は必要とされていない。そんな考えが人を自殺にまで追いやるのです。

人間というものは本当にもろいものです。

では、この高齢化社会を迎える時に、今言われているクオリティ・オブ・ライフのために、私たちは何をしなくてはいけないのでしょうか？

老いて必要とされる生き方を見つける

ある企業のトップの方のお話です。その方は、定年を迎えるにあたって心の準備もし、その後の人生についても十分な計画を持っておられたのですが、いざ定年という事実に直面すると、心がどうしても耐えられないとおっしゃいます。

あんなにいろいろ定年後の計画もしていたのに、こういうふうに生きていこうと思っていたのに、急に環境が変わってしまって、と。かつて若手社員を指導して、バリバリ仕事をしていた時のことを考えると、耐えられないと言うのです。

そんな時に、お嬢様から一冊の本を借りて読まれたそうです。その本には、「人のために何か善いことをしましょう」というようなことが書いてあったようです。

何も特別なことではないのですが、これまで企業の中で業績をあげることだけに終始してきて、ずっと理詰めで左脳だけを使う生活をしていた自分の中では、全く初めての経験だったと言います。

「一冊の本が自分を変えたのだ」と。

それまでは社会的な地位もあり、仕事に邁進していた方です。それが仕事をやめた途端に、大きなストレスに見舞われたのです。それは、以前に「ガンかもしれない」と言われた時の恐怖と同じくらいに、強いストレスだったそうです。でも、どうすることもできない。

自分の気持ちを医者に言っても、取り合ってくれない。家族は、と言うと、元気そうにしている奥様を見ただけで、もう自分は必要とされていないのだと感じてしまう。気持ちがマイナスの方向にばかり向いてしまわれるのですね。

それが、一冊の本に出会ったことで変わられました。何の見返りも求めず、何か人のために善いことをする。その目的を明確に見出したことで、生きる価値観が変わったのです。

人のために何か善いことをするというのは、誰かのためになる、つまりは自分が必要とされることです。これは何物にも代えられないことなのです。

九六歳まで病院の理事長をしていた気丈な私の祖母が入院した時、「夕暮れ時の寂しさには勝てない」と言ったことを、以前にお話しました。人は寂しさには勝てないことを実感したと申し上げました。

この時、私は祖母に「寂しさが消える唯一のことは、理事長として君臨していることでもなく、お金に困らないということでもないのですから、寂しい人の声をもっと聞きましょう」と言ったのです。

その後、祖母は私をたびたび呼んでは、「この人のことを一緒に考えてもらいたい」「こういうことを一緒にやってもらいたい」と、私を使ってくれるようになりました。周囲には「孫がボランティアをしているから」と言いながら、自ら愛を深くしていきました。そしてボランティアとして活動しました。本当に、とても豊かな人生でした。

皆が祖母の生き方を讃えましたが、それは理事長として立派だったというだけでなく、一人の人間として豊かに生きることができたからです。

そのように祖母が変われたのは、誰のために自分は生きているかということが明確になったからです。ここまで生きてきて知った寂しさや悲しみを、よその方のために生かすことでした。

クオリティ・オブ・ライフというのは、どのようなことでしょうか？　それは一番大切なことに焦点を合わせて生きているかどうかです。そして、寂しくない生き方をしているかどうか、ということです。

誰かのために何かをしていれば、あの人が待っていてくれると思う。またあの人に会わなくてはと思う。この気持ちが自分にとって、とても助けになるのです。誰かの役に立っている、誰かが必要としてくれているということがなければ、おそらく人は生きていかれないのでしょう。

周囲の人に愛を為して自分も愛されれば

人の価値観はさまざまです。「私は億万長者になりたい。お金があったら何でもできるから」という人もいます。けれど、見てください。全ては無となるのです。それが、この命というものなのです。あの阪神大震災の時に、たくさんのボランティアが立ち上がりました。私の周囲にいる人たちも現地へ飛んで行って、あちらで『神戸むぎの会』を結成いたしました。知り合いの精神科医が、「あそこで親を亡くした子供たちの心の傷は、年数が経つにつれてきっと深くなります。今、その救いをやらないと大変なことになる」と言ったのを受けて、私も平成八年、北軽井沢にケアハウスを作りました。

震災という現実の前に、人は命のはかなさをいやというほど知らされ、その大切な命を救うために立ち上がったのです。さまざまな価値観が、命の尊さに向けられた出来事でした。

今は、子供たちが命の価値を知って生きていくように教育されていない、という気がします。いろいろな事件で加害者になっている子供たちは、みんな自分が一番可愛いとしか思わないのです。

こういう生き方をした人たちは、何かが起きて環境が変わった時に、自分を支えるものがないからキレてしまうのです。

自分のことだけを考えていたら、いずれ必ず破綻してしまいます。自分の欲求が全てなのですから、欲求が受け入れられない時には簡単に壊れていくのです。

この価値観を変えようということで、WHOもスピリチュアリティの大切さを前面に謳うようになりました。

心、霊性、魂。こういった言葉は宗教上の言葉でしかないと言われていたのですが、人間の真の健康を考える時に、必要欠くべからざるものだというようになったのです。たとえば長い闘病生活を、魂のケアをせずにどうして輝いて過ごせるでしょうか？年をとってから、あるいは定年を迎えて急に環境が変わったからといっても、人間の価値観というものは変わらないのです。

自分のためだけに生きるのでなく、自ら何か人のためになることで自分を助ける生き方をしていれば、必要とされない寂しさに陥ることもない。周囲の人に愛を為して、また自分も愛されれば、どんな状況の中でも輝いて生きられます。

そういう教育が為されてこないのは、正しい宗教が育たないと言われる日本の現状です。これは、日本人が自己中心的だと言われることと無縁ではありません。

ちょっと胸に手を当ててみてください。自分だって、心の中に「人のために何か善いことをしよう」という明確な価値観があるかどうか……。いかがですか？

たとえば、子供たちには健全になってもらいたい、健全な精神を持ってもらいたいでしょう？

健全な精神とは何ですか？　人を思いやれる心でしょう。自分のことを横に置いても人のことを考えて生きられる価値観でしょう。

小さいうちから、そのようにきちんと価値観を植えつけられた子供たちが、これからの二一世紀を担っていくことができたら、この国はどんなに豊かになるでしょう。

「あなたはどなたのために生きられるのですか」

私は末期ガンの方にカウンセリングをする時も、必ずお聞きします。「よろしいですか。私はあなたのためにお手伝いをいたします。そのかわり、あなたは誰のために生きるのかをお答えください」と。

そうするとほとんどの方は「いや、私は痛いのだから自分のことしか考えられません」とおっしゃいます。

私のところにお見えになる方は、もう現代医学ではほとんど手の施しようがないと言われた方が多いのですが、それでも私は引きません。

さらに「どなたのために生きられるのですか？　その方のお名前を言ってみてください」と尋ねます。

「あなたは今度痛みがきたら、おそらくモルヒネも効かないでしょう。耐えられない痛みだと思います。でも、一つだけお変わりいただけることがあります。それはあなたの免疫力を上げることです。免疫力が上がれば、ガンを制覇するＮＫ細胞が活性化しますから、そのために血液を動かしてください。自分のことが頭にある時は血流も弱いのです。今度痛みがきたら、どなたのために生きるのかを考えて、その方のことを思ってくださいと申し上げます。

言われた方はじっとお考えになって「実際に痛みがきたら、多分それはできない」と言いますが、それでも私は譲りません。泣かれても譲らない。必ず価値観を変えていただきます。

せっかくガンになったんだから、せっかく生きるか死ぬかというところまで追い詰められたのだから、変われる良いチャンスです。人はなかなか変われないものだけれど、これは変われるチャンスなんです、と申し上げる。そうしたら「やります」と言ってくださいます。

その言葉を聞くと、さすがに私も涙が出ます。この方は苦しいんだ、痛いんだと。でも、それだけの痛みに耐えているのだから、ぜひ変わっていただきたいのです。そう思うからこそ、私も絶対に譲らないのです。

「誰かのことを思い、何か善いことができないか考えます」とおっしゃっていただいたら、その日から痛みが出なくなります。とても不思議なことです。

これは催眠術でも何でもないのです。正しい価値観に変わっただけで、生き方の質が高まり、血液が浄化されて免疫力が上がっただけです。

身体が動かなければ誰かに感謝するだけで良いのです。そのことが血液を変えます。

クオリティ・オブ・ライフ、すなわち一番価値ある生き方をするのが、一番強いのです。人を思う愛が、その人自身を救うのですから。

二一世紀は地球の地熱が上昇して、今まで固まっていた物も全部溶け出してくると言われています。薬で固めていたもの、医学的に止めていたもの、あらゆるものが溶けて噴出するというのです。

そんな時期に「感性の時代」と言われることは、一見関係のないことのように思われますが、実は噴き出した地球のストレスを、人は魂の強さで乗り切れるということでもあるのです。

喜んだり、感謝したり、感動したり、いわゆる右脳が活発に働いている人は、豊かで躍動感にあふれています。いつも「駄目なの」と言っていたら、本当に感性が閉じてしまいます。

人間の心理として、同じ言葉を三回聞くと脳にインプットされると言われていますが、皆様が三回善いことをして「なんて善い人、優しい人」と言われたら、自分は善い人間なのかもしれないと思うでしょう。

やはり人間は善いことをしていきたいものです。そうすると魂が嬉しいのです。お金があることよりも、魂が喜ぶことの方が嬉しいはずです。

正しい価値観を持つことによって、血液がきれいになって、大きな病気も避けることができる。生き方のクオリティを高めることは、そこから始まります。

何のために生きているのか、誰のために生きているのか、その価値観をしっかりと持っていれば、年を重ねても人は豊かに生きられます。

死は生の一部

いつの時代も、人は死に直面することから逃れられません。

誰にとっても「死」とは怖いものでしょう。まして、末期ガンなどの宣告を受けた方たちにとっては、これから先どのようになっていくのかと考えると、非常に恐怖心をもたれると思います。

カウンセリングをさせていただいていると、死に直面している方々ともたくさんお会いします。その方々は病気で辛い、それでも死にたくない、だから何とかしてほしいのです。そういって泣いている方に向かって「一生懸命生きましょう。死は怖いことじゃないのよ」とは、とても申し上げられません。

そんな時は、泣いている方の心に焦点を合わせていきます。今、泣いている、痛い、悲しい、という時点で免疫力が非常に低下してしまっています。病気なのに、この悲しみでさらに免疫力が低下して、いろいろな菌に負けるという悪循環を起こしているのです。私は、この血液を何とかして強くできないか、スムーズに血流を流せないかと、ここに焦点を合わせることから始めます。

辛い、悲しい、と訴えている時、人は血流が悪くなり考え方もとてもマイナスになっています。血というのは思考を左右しますので、逆に言えば、思考を転換させることで血流を良くすることができるのです。

ある女性の方に、先日お電話をいただきました。その方はテープで私の話を聞いていてくださったそうです。その中で、私が「もし身近な人に『自分はガンなんです』って言われても、『あ、ガンなの』と普通に答えます。『これぐらいのこと、大丈夫よ』と言います」というのをお聞きになっていたと言うのです。

そうしたら数日後、病院で検査の結果が出て、ご本人がガンだと言われたそうです。

その時に「あ、ガンね。それくらいのことなら、まあ、いいか」と、自分でも不思議なのだけれど、そういうふうに受け止められたそうです。

実は大変な事態なのですが、その時に全然心が暗くならなかったと。

私はそのお話を聞いて、本当に感謝いたしました。

ガン細胞は一番強い細胞ですが、NK細胞を強くできれば、ガンは制覇できます。免疫力が高ければ、それが可能なのです。

「辛い、悲しい。もしかしたら死ぬかもしれない」という心が、「大丈夫。そんなことは乗り越えられる」というように変わってくれたら、血液が翳ることもなく血流がしっかりいたします。

でも、私がいくら大丈夫だと言っても、「もう死ぬ間際じゃないか」と言われることはよくあります。本当はあと数日の命だと言われているのに、大丈夫だなんて嘘をついているだけじゃないか、とも言われます。

そんなことはありません。本人がこの世を去ろうとしている時、本当は生きていたいという方に「あなたは大丈夫」と言ってあげて何が悪いのですか?

息絶えるその時まで、全ての一番最後まで、耳は聞こえているのです。だから、この世に思いを残している間は「あなたは、大丈夫なのよ。必ず元気になれるの」ということを伝えきります。

この世に生きている人は全部、死というものに何らかの形で直面するのです。でも、これで死ぬかもしれないと言われるより、大丈夫なのだと言われて寂しい心が癒えていく方がずっと明るいでしょう。

本当は死に直面している、あるいはただ生きているだけという方でもいい。死というものがはるか遠くにあって、今はおよそ関係のないことだと、そう思っていただくことが命の救いと、私は願うのです。

私はたまたまキリスト教の家に生まれていますが、宗教を持っている人なら「いいえ、死なんか怖くないの。イエス様の元に行けるの」と、そんなふうに消化していくものです。

けれども私は、ケアの場所でもどこでも、宗教のことを申し上げません。人というものはやはり死が怖い。ですから、宗教の言葉ではなく、医学を視点に入れた確かな言葉でお話するようにしています。

二一世紀にはガンがもっと増えて、さらに身近な病気になると言われています。つまり、不安に思う方が増えていくことになります。そうなった時に、先ほどの方のように「ああ、そうですか。ガンですね。うんうん、大丈夫」というふうに捉えていただけたら、その方にとって死というものは眼中になくなります。そうなれば安心して一日を過ごすことができます。そこから、回復への道が開けることもあります。明るい心が、自分で自分を癒すことの第一歩になるのです。

「大丈夫」という言葉で心は救われる

たとえば、病院に入院している方のご家族には「決して暗い顔をなさってはいけません」と、私ははっきり申し上げるのです。病院に行ったら明るくしてあげてください、と。

本当は、病気になられたご本人と一緒に、身近な方たちは泣いておられます。特に子供さんが病気の場合などは、連れて来た方の方が悲しい思いをされていることも多いです。

最近も、「あと数日で死ぬと言われている人に、死ぬということを伝えるべきでしょうか?」という質問を受けました。私は「息が絶えて心臓が止まっても、耳は聞こえていると聞いております」と申し上げました。耳が聞こえているのなら、最後の最後まで「大丈夫」という言葉をずっと聞かせてあげたいと。

最後まで「自分は大丈夫なのだ」と思うのと、「ああ、もう自分は駄目なんだ」と思うのとでは、あまりに寂しさが違います。

私は、自分が心臓弁膜症の発作で死にそうになった時、周りが「手足が冷たくなってきた」「もう駄目だ」と言っているのを何回も聞いた経験があります。その寂しさには耐えられませんでした。そして、「こうして独りで死んでいくのかしら」と思った時に、祖母の声が遠くの方からはっきりと聞こえたのです。「大丈夫」と。

この言葉で、ふと、「もしかしたら死なないかもしれない」と思いました。「大丈夫よ、儀子は死なない」……この言葉が私を甦らせてくれたのです。

ですから私は、ご本人にはどんな状態でも「大丈夫」と言います。これで、ご本人には「ああ、大丈夫なのかもしれない」と思いながら、心寂しくなく、命を終わっていただくことができます。

家族の方には「あと何時間です」と申し上げますが、「もう耐えていただきました。十分でした」というような言い方をいたします。

つまり人は、本当は駄目でも、命の終わりでも、「大丈夫」という言葉で心が救われるのです。スピリチュアルの部分を含めた医療とは、こういうことです。

そして私はこれが、二一世紀の本当の医療だと思っております。

人はいずれ皆、亡くなりますが、励ましの言葉や感動させられる言葉で、十分「心」はケアできます。

もし、命がここまでと約束されていたとしても、最後まで「大丈夫だ」と思って生きる方が、ずっとお幸せだと私は思います。だからこそ、私は「大丈夫」と言い続けるのです。

決していい加減な気持ちで、その場しのぎで言っているのではありません。一人で悲しむことはないと思っているからこそ、この言葉をかけるのです。

誰でも「死ぬ」と言われるほど怖いことはありません。

不安な心にエネルギーを入れられれば

少し前のことですが、私たちのスタッフの子供がタクシーにはねられて、病院のICU（集中治療室）に運び込まれたことがありました。スタッフはすぐに病院に駆けつけたのですが、八時間経ってもまだICUで処置をしているということでした。

医者は、内臓破裂と脳挫傷を起こしている上に骨も半分砕けていると言います。子供をはねたタクシー運転手は、目の前に土下座して「許してください」と言っている。

私はスタッフからの報告を聞いて「そう。しっかりね。大丈夫だから」と伝えました。母親であるそのスタッフは「わかっております」と冷静に答えておりましたが、心中いかばかりかと思いました。

事故のあった時に、その衝撃音を聞いて近くの家から出てきてくれた方が、たまたまその病院の看護婦さんだったそうで、窒息しかけた子供の処置をしながら「大丈夫だからね」という言葉をかけてくださったそうです。

それを聞いて子供は気絶したと言うのですが、実際のところ、大丈夫とは言えない状況でした。何しろ動脈が破裂して、血が一メートル以上飛んだと言うのですから。たいていはそれで窒息死するものです。

みんながその子の死を想定しました。

スタッフであるこの子の母親は、以前に脳死状態でもう駄目だと言われていた別の少年に、ケアして奇蹟的な回復を助けたことのある人でした。その一年後、同じ病院のＩＣＵに今度は自分の子供が運ばれたわけです。

脳死状態だったその少年も、スタッフの子供も、医者は死を確実に想定していました。けれども、私は「大丈夫」という言葉を出しました。

そして、泣き崩れる家族に「さあ、ご一緒します」と言いました。

前の少年は私たちがケアで関与して一三日目に自発呼吸をしましたが、このスタッフの子供も四日目にはＩＣＵを出て普通の病棟に移ることができたのです。

その後、温泉にリハビリに行く前にその子に会いましたが、顔の中に何枚もプレートが入っていてビスで留めているのだということでした。ＩＣＵに入った当時は、顔も腫れあがって二倍くらいにふくれていたのですが、その時も痛くなかったのだと言います。

「自分は大きな痛みもなくて、幸せだった」と言うのです。

私はその子の精神力の素晴らしさに驚きました。

「あなたね、将来はお坊さんか牧師さんになって、皆にお説教した方がいいんじゃない？　これだけの大変な中を、自分は痛みもなく、大勢の愛に支えられて幸せだったと言えるのはすごいことよ」

母親であるスタッフは「この子は口下手で……」と言っていましたが、これだけの体験をしたら、多くの悲しみを持った方にきっと励ましを言えるはずです。本当の強さを持っているというのは素晴らしいことです。リハビリ先でも回復はめざましく、一カ月で帰ってきました。

この「死」というハードルは誰も越せないけれど、そのことを前にして不安になっているその血液に、愛というエネルギーを入れてあげることができれば、それは光となり、心は「生きる」方向へと動き出します。

私は代替医療の活動の中で、愛と光のエネルギーという部分に関与していますが、これを宣伝しているわけではないのです。この事実を知っていただきたいのです。

魂に愛を注ぎたい

人間は生きることについても死ぬことについても、実はどうにもならないのです。でも、生きるということは、最後の最後まで、これで本当に終わったのだという時まで、幸せであってほしいと思っています。

私自身は今、「死」というものについて、正直何とも申し上げておりません。

私は、今この時を生きている人が幸せであるかどうか、そこに焦点を合わせています。

カウンセリングに来られる方やケア施設に来られる方は、皆さんそれぞれの事情を抱えてのことです。だからこそ私は、そんな方々に幸せになっていただきたいのです。どんなに厳しい事態に直面していても、「そのことはあなたにとってささやかな事、小さな事」だと考えて生きていってもらうために「大丈夫」と言い、実際に大丈夫になってもらうのです。

幸せになるためにはどうすればいいですか？　死なんか恐れずに、忘れるためにはどうしたらいいですか？

実は、ちょっとしたことで十分なのです。たとえば、食べ物がおいしく食べられるようにお手伝いする。ただそれだけのことで、人は幸せと元気を得られるのです。

実際に病気をして体重が一〇キロ以上も減ったら、その不安と恐怖はたとえようもないはずです。そんな方たちに「食べられますよ。さあ、こうやっておいしく食べましょう」と言う。あるいは歩けない方に「いいえ、歩けますよ。さあ、立って歩きましょう」と言う。

「中原は催眠術をかけているんじゃないか？」と言われることもありますが、そんなことはありません。

その方にとって何が喜びなのか、それをわかってあげてお手伝いしているだけです。自分自身の血液を、細胞を、自分で活性化できるように。

ああ、おいしく食べられた。これからもこんなふうに食べられるかもしれない。立てるのかもしれない。歩けるのかもしれない。そう思っていただけるようにご一緒するのです。


ある方が危篤状態になり、病院に駆けつけた時には「もう後わずかで亡くなるだろう」と言われ、私も「もう、お別れかな？」と覚悟を決めました。

けれども、病室に入った時には、「ああ、やっと来られました！　飛んできたのですよ」と声をかけたのです。もう、その方が聞こえているのかどうかもわかりませんが、そんなことはどうでもいいのです。手をしっかり握って、「大丈夫よ。大丈夫ですからね」と言いました。

医者はもう最後だと言っているし、本人は口もきけない、脈拍や呼吸を測定する機械も最後の数値を示しているのに、それでも私は「やっとお会いできました。大丈夫です」と言いつづけている……。

ご家族は「本当に大丈夫なんですか？」と、私の顔を覗き込んで希望を託しましたが、私はお別れに来ているのです。

「必ず会いに行きますから、とお約束しました。だから来ましたけれども、もう後わずかです。でもね、間に合うことが出来て十分でした。大丈夫と言ってあげられたので、心は暗くならないで、そのまま逝っていただけます」と申し上げました。

この時に、私の中で「死」は何ら問題ではありませんでした。

私は魂に愛を注ぎたいのです。

人が生きる時には、多かれ少なかれ誰しも死を想定しています。そして怖いと思っています。ですから「怖くない」と伝えてあげればいい。実はそのことが、いままさに逝こうとする人にとっては最高の幸せなのです。

皆様のご家族にもいろいろなことがあると思います。けれども、死というものに対して、何ら恐れることはないのです。命が終わる最後の最後まで免疫力が最高であるように、精一杯生きて輝いていくこと。それは自分自身でしかできません。

最後まで、心を豊かにしてあげる言葉をかけてください。愛する人の最後の旅立ちにも、愛の言葉をもって免疫力を上げるお手伝いをしてあげられるように。

終章

愛は全てを可能にする

救いを実践する場所・北軽井沢

私は娘の時からもう三十年以上もボランティアをさせていただいていますが、平成七年のあの阪神淡路大震災の後に、一つの決断をいたしました。

震災のショックから立ち上がれない子供たちをお預かりするための施設として、北軽井沢に個人でケア施設を作ったのです。今では、いろいろな障害や悩みを抱えた方々が訪れ、スタッフと共に過ごしております。

この施設にはどなたがいらっしゃっても良いのです。

これから生きていくのに先行きの生活が心配な方。親から捨てられた子。精神病院を退院したのに突然暴れるので家にはいられないという方。どこにも行き場がないという方…。

みなさんに「いらっしゃい」と申し上げます。

なぜかと言いますと、人は何かで悲しんだり立ち止まることはないと考えているからです。自分一人だけで悲しんだりしなくてもよいのです。どなたも幸せになる権利があります。

私は、この施設を建築する時に「寂しくて立ち止まる人たちが使うので、明るい場所にしたい」とお願いしました。階段はお年を召した方が使ってもよい段差かどうか、壁や屋根の色はこの色で良いかどうか、具体的なことについて何度も業者の方と話しました。

そして、最初に考えたのは音楽のケアでした。心地よい音楽はアルファ波を出してくれます。でも、「これを聞きなさい」ということではありません。音楽が何であるか、というところにはあまり価値を置いていないのです。

それよりそばに行って「ねぇ、何をしたいの？　何を食べる？　歌を唄おうか？」と、その人の心が喜ぶような方向へ持っていくことの方が重要です。

いつも明るく接して、いつでも楽しい気持ちでいられるように、何をやっても全部許すこと。これがスタッフの鉄則です。優しさと愛のある人、思いやりのある人でなければケアはできません。いわゆるEQの高い人です。

空気の良いところでお散歩する。好きなものを美味しく食べる。楽しい音楽を聴く。それだけで人は元気になりますし、変われるのです。そうしたことを元に、ここでは愛をもって心のケアをいたします。

現在ケアしている方の中で一番多いのは、精神疾患の方たちです。心が立ち上がれない、暴力でしか自分の気持ちを表せない、一人で生きていかれない、苦しい、死にたい……いろいろな方がいます。でも、ここでは、どんなことをしても許すということです。全ての症状を受け入れて、許して、認めるのです。

というのは、どんな行動にも必ず理由があります。大きな悩みとなる前に、必ず消化できなかった寂しさがあったはずです。それが、現在の状態になっているのです。だからこそ、全部を許すのです。どんなことをしても優しく許す。もちろん、そばで見ていて危険なときには手を出しますが、あとは「こうしなさい」というようなことは一切言わない。なぜなら、心が完全に閉じてしまってきているからです。

「誰も自分のことなんか考えてくれない、自分はどうでもいいんだ」と思う。子供なら、「親は勝手に仕事して、私は家に放っておかれた」と、心を閉じてしまったら、もう家庭は崩壊してしまいます。そうなると、母親に改善策を委ねることもできません。

ここで、ただ明るく心を穏やかにして楽しい気持ちで過ごしてもらうのです。「愛こそが全てを可能にする」ということを、私は信じております。本当にその方を思い、幸せになってもらいたいと思ったら、必ず血液が動いていきます。

皆様の周りにも、悲しんでいる方はたくさんいるはずです。よく見てあげてください。悲しい時に自分のことだけを考えていたら、自分の悲しみだけで終わりです。でも、よく見たら、隣の人も泣いていた。その方に「大丈夫なのよ」と声をかけてあげた時、自分を見てください。もう自分のことは気にしていない。相手を思って励ました自分も、悲しみから解放されています。

癒しから救いへ、それを可能にするのも全ては「愛」なのです。

必ず幸せになる力がある

二一世紀は、「感性の時代」とも言われています。

感性って、何なのでしょう？　なかなか明確には答えられませんね。なのに、二一世紀は医学の世界においても「感性の時代」であると言われているのです。

科学ではなく、感性や霊性といった、スピリチュアリティの面が重要視されてきています。それは、この世に愛が存在するということと、深くかかわっています。

人は悲しみの中にある時、一人では生きていかれません。寂しくて、辛くて……。そんな時に、必ず幸せになれる力があるということを、形で示してあげられる愛がある。それをはっきりとお伝えすることが大切なのです。

でも、そのためには、一人一人の人格が、相手に納得していただけるようなものでなければ、空論に終わります。

ガンや精神疾患が、ますます増えるであろうと言われているこれからの時代、医学で具体的なケアをすることもいよいよ難しくなっています。けれども私は、そういう時代の声にきちんと応えていかなければと思っています。

私自身が代替医療として関与しているのはエネルギーですが、こういった形を通して愛を広げていくことができます。

死を宣告しなくてはならない立場の人間と、受けとめなければならない人間が、共に幸せだと応えられるようなケアが、この日本に広がっていかなければいけないと、私は考えています。

私はいつもスタッフに「自分の免疫力は自分で引き上げられるようでなければ困る」と言っています。それは、ケアをする立場の人間として必要最低限の努力です。

そこで、ちょっとした宿題を出したことがありました。一日のうちで、何に感動したのかを書いてＦＡＸを入れてもらうようにしたのです。

家に次々と送られてくるＦＡＸを、うちの子供は「何のＦＡＸなの？」などと言いながら持ってきてくれていました。

内容はと言えば「小枝に小鳥がとまっていました。その姿が可愛らしくて感動しました」とか、「道を歩いていたら可愛い猫ちゃんがいて、何て可愛いんだろうと思いました」とか……。子供にしてみれば、確かに何の連絡だろうと思いますよね。

これをしばらく続けて、それからだんだんに自分がケアを担当している方の報告も書いてもらうようにしたのです。

まず、自分自身が何かに感動することで免疫力を十分に上げてから、ケアに臨む。そんな姿勢が身についたスタッフは、強いのです。たとえば、目の前で死に直面した人がいても、喜びを与えてあげられるのです。

「ほら、一緒に窓の外を見てみましょうよ。雲がきれいでしょう？　空の色がきれいでしょう？」

そうして感動を伝えてあげることができる。すると、死に直面している方でも明るくなれます。これが本当のケアだと私は思っております。

私たちのすることとは、「あなたは一人じゃない。泣かなくてもよい」と、そのことを最後まで伝えること。

まず、自分の感性を豊かにして、二一世紀を明るいものにしていくことです。私たちは誰もがその力と愛を持っているのですから。

二一世紀に入ってまだ二年目という今、代替医療の方で新しく出てきた症例は、すでに二〇世紀で起きた症例をはるかに超える勢いだと言われています。

太陽エネルギーは強くなり、世界各地で気候の変化が起こり、地球のあらゆる環境が変わる中で、人間だけが変わらないはずはありません。

それなのに、二〇世紀と何ら変わらない生き方で、同じ価値観を持ち続けていたら、心身に不都合が出てきて当然でしょう。

これからは、人間も新しい価値観とバイオリズムで生きなくてはならないということです。

命をもっともっと躍動させるために

基本的に規則正しく毎日を過ごしてさえいれば、人のバイオリズム[注⑭]は正しく整うということになっています。でも、昨日と今日ではお天気も違うし、気温だって違う。雨が降ったり雪が降ったりした日と、お天気の良い日では、気持ちも違ってきます。急に寒くなって冷たい雨が降り出した日などは、朝から「具合が悪いのですが」というお電話をたくさんいただきます。

お天気が悪いことなどは、生活環境の中の小さなことにすぎないと思われるでしょうが、気温がちょっと変わっただけでも気分というものはたいへん左右されるのです。私たちが生きていく時に自分の感情をコントロールして、落ち込んでいく気持ちをくい止めたりするのもまた、生命のバイオリズムを整えることにつながります。これは、その人の持つ免疫力とも深く関わってまいります。

繰り返しますが、人は自分のことだけを考えてじっとしている時には、免疫力が大変低下します。

そこで、ちょっと考えを自分から離して、人のことを考えたり家族に感謝する、そうすることで痛みや苦しみなどの症状が改善される事例がたくさん出てきました。

日本人は、残念なことに国民性が非常に自己中心的だと言われています。高い薬でも何でも、自分の命のためならどんどん投資していきます。それでいて、「こんなにお金を出して効かなかったらどうしよう?」と心配する。そんなに心配なら、おやめいただきたい。

自分がそうしたいと思うことをするのが、一番良いのです。そう思って使うことが、一番良い作用をいたします。

現代医学でも、薬の副作用や抗ガン剤のデメリットがあることを、もう皆さん承知しておられます。それでも、本当に安心して命を輝かせたいと願うからこそ、治療を受けるわけです。

私は、治療を受ける方が納得して「自分はこれで治したい」「この方法でやってほしい」と思うならば、「どうぞそうしてください」と申し上げています。

命というものは、本来輝きたいのです。「もう駄目だ」「あと数カ月しか生きられない」と言われても、命はいつだって輝きたいし、もっともっと躍動したいのです。

二一世紀は医学革命が起きると言われておりますが、それは最新のテクノロジーということではありません。

免疫力のアップする生き方や考え方を通して、自分で自分を治す自然治癒力を高めるための医療が重要になってくるのです。バイオリズムを整えて、命が一番躍動するような状態にもっていく医療です。

うれしいことに、精神的な部分を抜きにした治療では、真の健康は得られないということに、医療の現場でも気づいたからです。

二〇世紀に起きた人間社会の急激な進歩が、無理な発展を遂げた今、あらゆることが噴出してきて、強いエネルギーとなっているのです。

二〇世紀までの自分と、考え方を大きく変えていかなければいけない。そして、免疫力を上げておくことが必要です。

注⑭〔バイオリズム〕
生き物の行動や機能の持つ周期的な性質のこと。一日単位で睡眠と覚醒を繰り返すのは、典型的なバイオリズム周期である。このバイオリズムが乱れると、健康に影響が及ぶ。

確かな愛のあることを伝えたい

カウンセリングに来られる方は悩みを抱えておられますから、私の前で「死にたい」「もう駄目だ」とおっしゃることも多いのです。中でもお子さんが障害を持っている方などは、子供の行く末を考えてよく「自殺したい」とおっしゃいます。

なぜですか？　この世にせっかく生まれてきて生きているのに、なぜ泣くのですか？

二一世紀の医療は、こういった心のケアを完全に引き受けられるものでなければいけないと思います。そうでなければ身体は変われないし、治癒できないのです。

必要な医療技術や薬はもちろんですが、まず免疫力をコントロールすることを考えなければ期待するような効果も得られません。ですから、皆様がしっかり周囲を照らしていただきたいのです。

私はカウンセリングの間はどんなに胸の痛むお話を聞いても、絶対に泣かないことにしていますし、スタッフにも「泣くなら家に帰ってから泣いてください」と言っています。悲しみを抱えている方たちには、明るく接して、一条の光のあることを示すのですから。

人は本当に一生懸命生きています。命は皆平等であり、人は皆幸せになる権利があると私は思っています。だからこそ、皆さんに幸せになっていただきたいのです。

お互いがお互いを思いやり、生命のバイオリズムを整えてあげることができたら、共に幸せになれます。まずはご家族や周囲の方たちから、幸せにしていってください。考え方一つなのですから、どなたにでもできることです。

今、この世界では一日に何人もの子供が、人が、命を失っています。誰の責任でしょう。私はスタッフに「私たち」すべての責任です、と言っています。悲しむ方に、痛む方に、苦しみの方に、命輝けることを、共に歩ませていただける確かな愛のあることを伝えたいのです。

一条の光は代替医療として、万人に注がれるものでなければなりません。いつかきっと喜びの声が湧き上がり、素晴らしい救いとなるでしょう。心深く祈ります。

監修者あとがき

藤波　襄二

いま秋の日が静かに暮れようとしている。軒端にかかった月が次第に黄色味を増していく。生きているとはこういう事なのかもしれない。

毎月一回、私は著者の話を聴きにいっている。誰に頼まれたわけでもないのに。人の話はたいてい居眠りの子守歌になってしまうので、なるべく聞かないことにしている筈なのに、わざわざそのためだけに出かけていき、居眠りもせずに聴いている。我ながら不思議なことである。著者にはそれだけ人間的な魅力と、豊富な経験に裏打ちされた自信にみちた想いがあるからであろう。

聴き終わっていつも思うのは、この先生の言っていることこそが医療の原点だということである。近代西洋医学からすっぽり抜け落ち、ことによると代替医療からも抜け落ちかかっている「愛の心」。病人に対する愛、家族に対する愛、他人に対する愛。「愛」なくしては真の医療はありえないし、人類に対する愛なくしては真の平和はありえない。

著者はこの本の中でも再三述べているように、医者でもないし、医学的知識も特に持っているわけでもない。ただ、病院を経営する医師の祖父、叔父、叔母をもつ環境に育ったのと、十七歳の時、心臓弁膜症を患い、医師から「短命」と宣告されたことなどで、他の人よりも病気に対する関心が大きかっただけのことである。にもかかわらず医療はいかにあるべきかを的確に指摘している。

近頃、世間では血液はサラサラとか、血液ドロドロという言い方がはやっている。医学常識からみると奇異に感ずるが、言わんとしていることがわからないわけでもないし、むしろ言い得て妙と言うべきかもしれない。また血液が汚れているという表現や、血液が薄いという言い方も医学的にみれば問題はあるが、あまり目くじらたてずに、文学的表現とみてそのままとした。この著書全体が感性に訴える内容であるので、許容されるべきであろう。

世の中の趨勢は漸く代替医療の時代に向かおうとしている。我が国では健康保険等の医療制度の枠組みによって抑えられ進歩は遅いが、西からの隙間風が徐々に風穴を大きくしている。

近代西洋医学の治療はこわれた部品の修理であった。代替医療の治療は人間全体の癒しを目指すものである。そして真の癒しは人の心、人の魂に働きかけることによって初めて達成することが出来る。人の魂に働きかけてその人を救うことが出来るのは「愛の力」である。真の癒しは愛による魂の救済である。

この本の著者は一貫してこのことを、愛による魂の救済を、訴え続けている。

まさに「愛は医療の原動力」なのである。

感謝のことば

この世に生を受け、悲しみ、痛み、泣かれる方たちのため、この本が、愛の役割を果たすことを願って発刊されます。

平素多忙を極めておられます藤波先生にご監修いただけましたこと、奇蹟と思っております。どうお礼を申し上げてよろしいか……深く深く感謝いたしております。

また、前著に引きつづき、(財)日本ユニセフ協会のご決裁をいただき、この本も同じように、私の収益は全て世界の子供たちに向けられます。愛の光となって、悲しみの子供たちに注がれますこと願っております。

最後に、この本の上梓にあたり、ご協力下さった皆様、支えて下さいました皆様に、心より感謝をこめてお礼のことばとさせていただきます。

中原儀子

本書は二〇〇二年一二月に出版した書籍を新書判に改訂したものです。

【新装版】愛は「医療」の原動力

著　者　　中原　儀子
発行者　　真船美保子
発行所　　KK ロングセラーズ
東京都新宿区高田馬場 2-1-2　〒 169-0075
電話 (03)3204-5161(代)　振替 00120-7-145737
http://www.kklong.co.jp
印刷・製本　　中央精版印刷(株)

落丁・乱丁はお取り替えいたします。
※定価と発行日はカバーに表示してあります。

ISBN978-4-8454-5126-5 C0270　　Printed In Japan 2020